北京儿童医院

疑难眼病 病例精解

主　编 ◎ 李莉　施维

U0345366

科学技术文献出版社
SCIENTIFIC AND TECHNICAL DOCUMENTATION PRESS
·北京·

图书在版编目（CIP）数据

北京儿童医院疑难眼病病例精解 / 李莉，施维主编. —北京：科学技术文献出版社，2020.7
ISBN 978-7-5189-6342-3

Ⅰ. ①北… Ⅱ. ①李… ②施… Ⅲ. ①小儿疾病—眼病—疑难病—诊疗 Ⅳ. ① R779.7

中国版本图书馆 CIP 数据核字（2019）第 286033 号

北京儿童医院疑难眼病病例精解

策划编辑：邓晓旭　　责任编辑：彭　玉　邓晓旭　　责任校对：张吲哚　　责任出版：张志平

出　版　者	科学技术文献出版社	
地　　　址	北京市复兴路15号　　邮编 100038	
编　务　部	（010）58882938，58882087（传真）	
发　行　部	（010）58882868，58882870（传真）	
邮　购　部	（010）58882873	
官 方 网 址	www.stdp.com.cn	
发　行　者	科学技术文献出版社发行　　全国各地新华书店经销	
印　刷　者	北京虎彩文化传播有限公司	
版　　　次	2020 年 7 月第 1 版　　2020 年 7 月第 1 次印刷	
开　　　本	787×1092　1/16	
字　　　数	131 千	
印　　　张	12.75	
书　　　号	ISBN 978-7-5189-6342-3	
定　　　价	98.00元	

编委会

序

我国改革开放四十余年以来，社会生活日新月异。在各行各业都蒸蒸日上的大潮中，医疗系统也完成了一次又一次的转型升级。近些年来，国家对医疗行业的高度关注，向医疗行业资源投入的增加，进一步加快了医疗现代化的进程。当前，国际社会对儿童健康高度关注；我国政府也对儿童健康事业做出积极承诺，投入也越来越大；新医改为儿童健康事业发展提供了条件。因此，儿童医疗卫生事业正面临重大机遇。这一系列可喜的大环境改善投射到儿科，尤其是儿童眼科，带来的不仅是医疗器械的更新，还有诊疗方法的与时俱进。

然而，我国的儿童健康事业也面临诸多现实问题，如儿童基数庞大、增速稳定，而儿科医疗资源却稀少，且分布严重不均、不合理。为了减少这些差距，进一步推动儿科事业的发展，首都医科大学附属北京儿童医院不断推进儿科分级诊疗体系的建设，创新"病人不动，医生移动"的模式服务全国患儿，实现专家、医疗、科研、教学资源共享，如北京儿童医院眼科李莉主任团队参与了北京顺义妇儿医院、保定儿童医院、郑州儿童医院眼科的托管工作，把先进的诊疗理念及方法传播给集团医院的眼科同道们，使得这些医院儿童眼科的诊疗水平得以明显的提高，方便了这些区域的患儿及家长。

针对一些典型罕见病例、疑难病例，医师们只有拥有了丰厚的理论知识储备，并掌握了疾病的临床特点才不至于误诊、漏诊。本

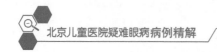
书收集了北京儿童医院眼科日常临床工作中遇到的部分儿童眼病疑难病例，范围覆盖了儿童斜弱视、儿童眼整形、泪道疾患、儿童神经眼科疾病、青光眼、白内障、视网膜疾病等眼科各个病种。通过病例摘要、讨论分析、诊疗分析及进展介绍，向读者介绍儿童眼科一些疑难病例的诊疗经过，为眼科同道们的诊疗思路提供参考、借鉴。

在科学技术文献出版社的大力支持下，此书得以顺利出版。希望本书能够对更多的从业者有所裨益，也希望一些儿童眼科的疑难病例能够在未来得到更好、更妥帖的解决，使更多患儿能够免于痛苦。也希望我们医院及眼科能借此契机，做好临床工作的经验总结，提升国家儿童医学中心整体的医疗及科研水平。

"关爱儿童，促进健康"是所有中国儿医人的使命，让我们携手共同为中国梦的起点——儿童健康，保驾护航！

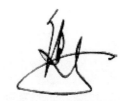

前　言

　　这是一本国家儿童医学中心——北京儿童医院眼科的部分病例分享，是我们在日常医疗工作中的一些疾病的诊断、治疗的线索、经验总结。希望本书有助于从事儿童眼科事业的医务工作者、医学生加深对这些眼病的认识，对相关疾病可以有更全面及更深入的了解。

　　本书有复杂斜视的诊治、常见的先天性发育异常的手术治疗、儿童眼科急重症的处理经过、罕见眼与全身综合征的诊治。病例中既有治疗中的体会，又有治疗或诊断的相关进展，从而引发我们深入思考、探索机制、分析病因，讨论最佳的治疗方案。

　　北京儿童医院眼科每年接诊很多来自全国各地的患儿，其中不乏疑难病、难治病、罕见病，这些都需要我们不断去学习和探索。希望本书可以与读者产生共鸣，从我们这些病例的经验总结中汲取新的知识，不断提高对这些疑难眼病的诊疗水平。

　　限于笔者水平，书中一定有些值得商榷和提高的地方，恳请广大同行们批评斧正。

北京儿童医院眼科

李莉　施维

2020 年 7 月 1 日

目　录

病例 1　A 型肉毒素眼外肌注射联合眼外肌手术治疗内斜视 ………1

病例 2　先天性外眦皮赘合并　眼睑畸形 …………………………6

病例 3　先天性眼睑缺损合并　鼻泪管阻塞 ……………………… 11

病例 4　先天性小睑裂综合征 ……………………………………… 16

病例 5　下颌瞬目综合征 …………………………………………… 22

病例 6　先天性骨性鼻泪管发育异常合并泪道瘘 ……………… 28

病例 7　先天性上睑下垂合并眼外肌纤维化 …………………… 33

病例 8　先天性特发性眼球震颤 ………………………………… 41

病例 9　动眼神经不全麻痹 ……………………………………… 47

病例 10　共同性外斜视伴 V 征 ………………………………… 53

病例 11　左眼上斜肌麻痹患儿的三次手术 …………………… 58

病例 12　Mobius 综合征 ………………………………………… 66

病例 13　结膜下猪囊尾蚴病 …………………………………… 71

病例 14　先天性白内障 ………………………………………… 78

病例 15　儿童重症眶蜂窝织炎　诊治分析 ………………… 89

病例 16　Sturge-weber 综合征 ……………………………… 101

病例 17　1 型神经纤维瘤病 ………………………………… 113

病例 18　以双眼先天性青光眼为首诊的眼脑肾综合征 ………… 125

病例 19　先天性纤维血管瞳孔膜继发青光眼 ……………………134

病例 20　Shimmelpenning 综合征 ……………………………… 145

病例 21　不一样的眶蜂窝织炎 ………………………………… 154

病例 22　红斑狼疮性脑病所致　同侧偏盲 …………………… 168

病例 23　蛛网膜下腔出血并发 Terson 综合征 ……………… 179

病例 24　视网膜母细胞瘤 ……………………………………… 187

病例 1
A 型肉毒素眼外肌注射联合
眼外肌手术治疗内斜视

病历简介

【主诉】

患儿，女，3 岁 8 个月，主因"发现眼斜 1 周"就诊。

【现病史】

1 周前，患儿家长偶然发现患儿眼斜，于我院门诊就诊。

【既往史】

无屈光不正或戴镜史，否认眼部手术史。

【检查】

体格检查 具体可见表 1-1、图 1-1、图 1-2。

表 1-1 视力检查

	右眼	左眼
裸眼视力	0.5	0.4
矫正视力	0.7	0.6
阿托品散瞳验光	+5.00 DS	+4.50 DS=+0.50 DC×100°
三棱镜法 （双眼分别注视）		
33 cm	裸眼 +65△	裸眼 +65△
	戴镜 +40△	戴镜 +40△
6 m	裸眼 +65△	裸眼 +65△
	戴镜 +40△	戴镜 +40△
眼球运动	正常	
同视机检查	未查见双眼视，未查见近立体视和远立体视	

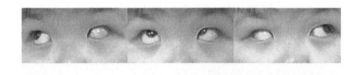
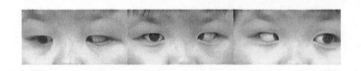
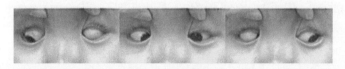

图 1-1 术前眼位

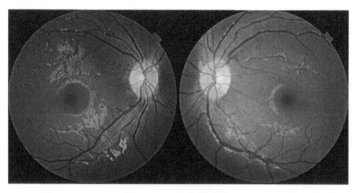

图1-2　术前眼底像

【诊断】

1. 部分调节性内斜视。

2. 双眼屈光不正。

诊断思路：①患儿3岁8个月，内斜视病史；②合并中度远视；③戴完全矫正远视镜后内斜视角减小，但不能完全消除（ > +10$^\triangle$）；④无双眼视。

【鉴别诊断】

1. 先天性内斜视：多于患儿6月龄之前发病，内斜视角度较大，一般在30$^\triangle$ ~ 50$^\triangle$，稳定，受检查距离、屈光状态影响较小。

2. 屈光性调节性内斜视：可有内斜视合并中度远视，但完全矫正远视后，内斜视可完全消除或变为内隐斜视。常见于2 ~ 3岁幼儿，斜视角不稳定，最初可为间歇性，随年龄增加和正视化，部分患儿可发展为部分调节性内斜视。

【治疗原则】

配戴全矫眼镜矫正其调节性内斜视，残留的内斜视行手术治疗。

【治疗方案】

1. 矫正屈光不正与弱视治疗。

2. 配戴三棱镜。

3. 眼外肌手术。

4. A 型肉毒素注射。

本例患儿予全矫配镜。戴镜半年后复查，斜视度与初次就诊时基本一致。考虑到患儿年幼、三棱镜检查欠合作、手术难以准确设计以及应尽量减少内斜视持续时间、改善双眼视功能和眼外肌挛缩的情况；遂先后两次予双眼内直肌注射 2.5 U A 型肉毒素治疗，并嘱定期复查。

距最后一次行 A 型肉毒素注射半年后，患儿已能配合进行三棱镜检查。双眼分别注视，戴镜检查距离为 33 cm 和 6 m 时均为 $+40^{\triangle}$，裸眼检查距离为 33 cm 和 6 m 时均为 $+75^{\triangle}$。拟行手术治疗，予双眼内直肌后退 5.5 mm；术中见双眼内直肌挛缩不明显；术后眼位正。术后 1 个月复查，患儿眼位正（图 1-3）。

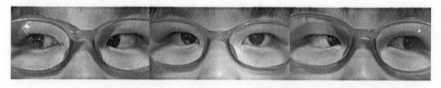

图 1-3　术后 1 个月眼位

病例分析

A 型肉毒素用于斜视的治疗距今已有 30 余年。其注射入眼外肌时，与停留在胆碱神经末梢的响应靶位点结合，可抑制乙酰胆碱的释放，并在注射 3 ～ 5 天后致使眼外肌麻痹。由于 A 型肉毒素的药效持续时间约 3 个月，故存在重复注射的可能，可诱发上睑下垂，增加弱视发生的风险。

　　婴幼儿斜视由于患儿的检查配合度差，以致无法准确设计手术方案，但婴幼儿又处于视功能发育的关键时期，先行给予眼外肌 A 型肉毒素注射相比直接手术有可更早地实施、更早地改善患儿眼位，使患儿尽早获得双眼视的优点；同时也可缓解患儿眼外肌痉挛，这对于后期手术治疗也有一定帮助。

病例点评

　　本例患儿为部分调节性内斜视，但因智力发育迟缓，早期无法配合检查，遂对其进行了早期 A 型肉毒素注射联合后期眼外肌手术治疗，取得了良好效果。

参考文献

1. SCOTT, ALAN B. Botulinum toxin injection into extraocular muscles as an alternative to strabismus surgery. Journal of Pediatric Ophthalmology & Strabismus, 1980, 87（10）: 1044-1049.

2. MCNEER K W, TUCKER M G, SPENCER R F. Management of essential infantile esotropia with botulinum toxin A: review and recommendations. Journal of Pediatric Ophthalmology & Strabismus, 2000, 37（2）: 63.

病例 2
先天性外眦皮赘合并
眼睑畸形

病历简介

【主诉】

患儿，男，1 岁，主因"生后右眼外眼角肿物 1 年"就诊。

【现病史】

患儿出生后发现右眼外眼角有一肿物，为进一步诊治就诊于我院门诊。门诊诊断为"右眼外眦肿物合并眼睑畸形"，并建议手术治疗。

【个人史及既往史】

足月顺产，否认手术史、外伤史、输血史。否认过敏史。否认家族史，父母非近亲结婚。

【检查】

体格检查　患儿右眼外眦有一个类圆形肿物，表面皮肤覆盖，大小约 10 mm × 10 mm，边界清晰。右眼上睑颞侧睑缘被肿物挤压导致局限凹陷上移延长，凹陷区域宽度约 5 mm，外眦部睑缘局限皮肤缺损约 1 mm，肿物与颞侧球结膜粘连并延伸至外眦部眼球表面，眼球表面肿物为淡黄色，质软，包膜薄，与球结膜及筋膜相粘连。双结膜未见充血，双角膜清亮，前房中深，双侧瞳孔等大，直径 2 mm，光反射存在，晶体清，眼底检查未见异常。

辅助检查　右眼外眦肿物 B 超探查示：皮下可见中等回声结节，大小约 0.9 cm × 0.9 cm（深）× 0.8 cm，边界清，深处似与脂肪层相连，向皮肤表面突出，内回声均匀，可见多发条索高回声，深处可见少量血流信号。

【诊断】

右眼外眦肿物合并眼睑畸形。

【鉴别诊断】

皮样囊肿：两者都是可发生于眼周的类圆形肿物。但皮样囊肿多发生于眼眶周围，为囊性病变，囊腔内可见皮脂、上皮碎屑、毛发和较黏稠液体。肿物皮赘呈实性病变，内为疏松结缔组织伴有汗腺、皮脂腺及毛囊，表面覆有正常表皮。可通过病理检查鉴别。

【治疗原则】

位于外眦部肿物常合并外眦部眼睑缺损或眼睑畸形，须在手术切除肿物的同时进行眼睑的整复。

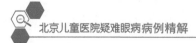
【治疗方案】

本例患儿外眦肿物较为明显，且合并眼睑畸形，须进行手术治疗切除肿物的同时进行眼睑成形术（图 2-1）。

1.全麻后，在显微镜下给予局部浸润麻醉，沿肿物与皮肤延续的基底部切开皮肤，钝性分离皮肤及皮下组织。

2.分离眼球表面肿物，沿肿物周围剪开结膜，分离结膜及筋膜组织，将肿物完整剥离，送检病理（图 2-2）。病理示：皮赘，肿物表面被覆鳞状上皮，皮下见皮肤附属器及分化成熟的纤维脂肪血管组织。

3.在上睑颞侧眼睑畸形部位沿灰线切开睑缘，将灰线内侧睑缘移行对位修补于外眦部睑缘缺损部位，形成外眦，并将相应睑板、睑结膜、睑缘对位缝合。

4.修剪上睑外眦多余皮肤及结膜组织并对位缝合皮下组织，间断缝合上睑及外眦皮肤伤口，术毕加压包扎。

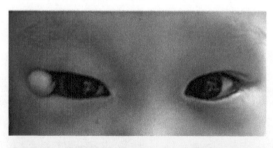
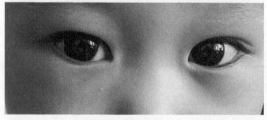

图 2-1　眼睑成形术

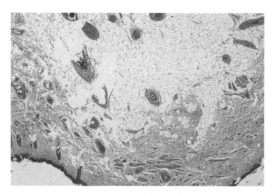

图 2-2 病理检查

病例分析

皮赘可呈球形、椭圆形或不规则形，突出于皮肤，常呈息肉样悬挂于体表，大小不一，是一种常见的良性皮肤肿瘤。分为两种：①肿瘤所含细胞成分多，纤维成分少，质地柔软，称软纤维瘤；②肿物所含纤维成分多，细胞成分少，质地硬韧，称硬纤维瘤。皮赘发病病因不明，其起源于真皮层，可发生于全身各处皮肤，但好发于颜面部、颈部、胸腹部及背部，可单发，也可多发。其体积较小、蒂部纤细、基底狭小者，可从根部电灼或从根部切除。也可因蒂部扭转、基部表皮生长压迫血管造成供血不足或外力摩擦牵拉导致基部断离而脱落。蒂部粗大或基底较广者须与基底一并行手术切除。

病例点评

位于眼睑周围，特别是睑缘的肿物，多对眼睑有压迫或同时合并眼睑缺损、畸形，须在手术切除肿物的同时进行眼睑

9

的整复。须根据肿物的大小、部位及眼睑畸形的情况灵活处置，在彻底切除肿物的同时，给予眼睑整复。

对于眼球表面、结膜的肿物不必强求彻底切除，做到改善外观即可。但注意不要损伤眼外肌及泪腺。

参考文献

1. MUSTAFA VATANSEVER，ERDEM DINÇ，ÖZER DURSUN，et al. Atypical presentation of fibroepithelial polyp：a report of two cases. Arq Bras Oftalmol，2019，82（3）：239-241.

2. SEYMENO LU G，BA ER E，TANSU N，et al. An unusual association of Goldenhar syndrome. International Ophthalmology，2013，33（1）：91-94.

3. LUDWIG D J，BUDDINGH K T，KUMS J J M，et al. Treatment and outcome of fibroepithelial ureteral polyps：A systematic literature review. Canadian Urological Association journal=Journal de l'Association des urologues du Canada，2015，9（9/10）：631.

4. MELO R C，RIBEIRO C，SANCHES A，et al. A rare benign tumor of tracheobronchial tree：endobronchial fibroepithelial polyp. Rev Port Pneumol，2015，21（4）：221-222.

笔记

病例 3
先天性眼睑缺损合并鼻泪管阻塞

病历简介

【主诉】

患儿，女，8月龄，主因"生后左眼下睑畸形8个月伴流泪"就诊。

【现病史】

患儿生后发现左眼下睑畸形，同时伴左眼流泪并有分泌物。于我院门诊就诊，经检查发现患儿左眼下睑缺损，拟行手术治疗。

【个人史及既往史】

足月顺产，否认手术史、外伤史、输血史。曾于外院行泪道冲洗检查示：左眼泪道阻塞。遂行泪道探通 1 次。否认过敏史。否认家族史，父母非近亲结婚。

【检查】

体格检查 右眼 –0.25 DC×156°，左眼 +0.50 DS +1.25 DC×35°，左眼溢泪，少量分泌物，左眼下睑及内眦部局限楔形缺损，缺损长度约 2 mm，睁眼时左眼睑裂高度略大于右眼，左眼内侧眼睑闭合欠完全。双结膜未见充血，双角膜清亮，前房中深，双侧瞳孔等大，直径 2 mm，光反射存在，晶体清，眼底检查未见异常。

提示：体格检查要注意眼睑缺损的程度、范围，是否伴有其他眼附属器发育异常（如泪小点缺如、泪道阻塞等），以及局部是否合并眼睑肿物，特别需要注意角膜暴露的情况。同时还要注意双眼球发育情况。

辅助检查

1. 泪道冲洗：左眼全部反流，反流液为冲洗液。

2. 眼眶 CT（泪道）：右侧骨性鼻泪管未见闭锁，管腔均匀，内未见明显含气，左侧上颌骨额突、下鼻甲小且不规则，骨性鼻泪管失常，左侧泪囊窝较对侧增大，局限软组织增厚，双侧眼眶及颅底骨性结构欠对称。

【诊断】

1. 左眼先天性眼睑缺损。

2. 左眼鼻泪管阻塞。

【鉴别诊断】

后天性眼睑缺损：多由眼睑肿物切除、眼外伤等引起，非生后即出现。

【治疗方案】

本例患儿存在鼻泪管阻塞，同时眼睑缺损，闭合欠佳，须分期手术。

提示：须根据眼睑缺损的程度、范围，闭合眼睑时角膜暴露情况再决定手术时机。如果合并泪小点缺如或者泪道阻塞，一期须先行泪道插管术重建泪道。

1. 一期行左眼泪道插管术　患儿曾于外院行泪道探通术，但泪道仍阻塞，属于复杂泪道阻塞。眼眶 CT（泪道）示：骨性鼻泪管未见明显狭窄或闭锁。可考虑行左眼泪道插管术以疏通泪道。遂进行 Ritleng 泪道引导系统下泪道插管术。术中见泪道下横段狭窄，垂直段 2 ~ 3 个大突破。术后留置导管 3 个月。

2. 二期行眼睑缺损修补术　在泪道插管术后 1 个月进行。术前泪道冲洗通畅，导管在位。术中测量左眼下睑缺损长度约 2 mm，高度约 1.5 mm（图 3-1A）。显微镜下沿缺损部位边缘切开皮肤，延续至睑缘处行灰线切开；分离皮下组织，解除内眦下方皮肤与皮下组织异常粘连处，暴露睑板，拉拢对合缺损两端睑板组织，睑缘处垂直褥式缝合，其余睑板对合缝合，修剪多余皮肤、皮下组织，间断缝合皮肤切口（图 3-1B）。

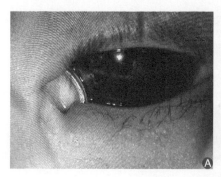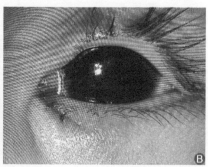

图 3-1　眼睑缺损修补术

病例分析

先天性眼睑缺损是一种先天眼睑全层结构缺损畸形。单侧多见，也可双侧发病；女性多见。上睑缺损较下睑缺损多见，多发生在上睑中央部与内侧 1/3 交界处，多为三角形缺损。可能造成眼球的暴露，造成角膜损伤。缺损的形态、范围多变。少数为隐性遗传，大多与遗传无关。发病原因不明，可能为胚胎发育过程中眼部外胚叶组织发育不全造成。本病可能合并眼睑囊肿，眼球运动障碍，角膜缘皮样瘤，泪小点缺损、闭锁或过多，角膜先天性混浊，虹膜前粘连或睑结膜粘连，先天性小角膜、小眼球或虹膜脉络膜缺损，黄斑缺损，眉毛缺损等，还可能合并全身畸形（包括唇裂，颜面裂，头部、耳鼻、四肢畸形，并趾，智力低下等）。本病不仅严重影响患儿外观，更有可能对其角膜造成损伤。治疗主要为手术修复。由于眼睑缺损位置、范围、程度各不相同，须根据病情选取不同术式，手术基本技术要灵活应用。

病例点评

由于眼睑缺损患儿可能合并眼部其他结构或全身的异常，接诊时须注意进行全面的眼部及全身检查，特别是要进行眼底检查，以除外是否存在脉络膜、黄斑缺损。如果合并鼻泪管阻塞或泪小点缺如等泪道异常，须先行泪道手术，这不仅可缓解流泪症状，同时也降低二期行眼睑重建术时因泪囊炎引发局部感染的风险。

关于手术时机：对于缺损较为严重、角膜损伤风险较大或已经出现角膜损伤的患儿，主张早期手术，可在其生后 1 ～ 3 个月内进行。但由于患儿处于眼睑发育过程以及全麻耐受问题，年龄过小的患儿眼睑组织发育更不完善，所以如果角膜未出现损伤，可在医师密切观察下，待 6 个月至 2 岁大后再手术。手术时间过晚可能会对术前存在的弱视或手术诱发的弱视恢复有不利的影响。

关于术式选择：对于眼睑缺损或切迹样缺损少于眼睑 1/3 的患儿，大多可以通过拉拢缝合治疗。对于全层眼睑缺损大于 1/3 的患儿，需要进行睑板结膜面和皮肤缺损的修复。结膜面修复可通过穹窿结膜瓣转位治疗，睑板缺损可使用异体巩膜、牛心包、脱细胞真皮等替代材料。

参考文献

1. HOYAMA E, LIMAWARARUT V, MALHOTRA R, et al. Tarsomarginal graft in upper eyelid coloboma repair. J AAPOS, 2007, 11: 499-501.

2. SOFIE D H LARSEN, STEFFEN HEEGAARD, PETER B TOFT. Histological and clinical evaluation of the hard palate mucous membrane graft for treatment of lower eyelid retraction. Acta Ophthalmol, 2017, 95（3）: 295-298.

3. HASHISH A, AWARA A M. One-stage reconstruction technique for large congenital eyelid coloboma. Orbit, 2011, 30（4）: 177-179.

4. BERLI J U, MERBS S L, GRANT M P. Reconstruction of periorbital soft tissue defects. Facial Plast Surg, 2014, 30（5）: 561-569.

5. BEE Y S, ALONZO B, NG J D. Review of alloderm acellular human dennis regenerative tissue matrix in multiple types of oculofacial plastic and reconstructive surgery. Ophthalmic Plast Reconstr Surg, 2015, 31（5）: 348-351.

病例 4
先天性小睑裂综合征

病历简介

【主诉】

患儿，女，2 岁，主因"生后双眼小"就诊。

【现病史】

患儿生后发现双眼小、双眼上睑不能抬起、仰头视物、鼻梁低平。6 月龄时曾就诊于当地医院，行眼底及屈光检查未见明显异常，诊断为"先天性小睑裂综合征"，嘱定期复查。

2 岁时就诊于我院眼科门诊，行散瞳验光检查示：双眼轻度远视。为改善外观，行手术治疗，收住我院。

笔记

【既往史及家族史】

患儿足月顺产，否认外伤史、手术史，父母非近亲结婚，父亲及妹妹均有小睑裂综合征。

【检查】

体格检查　视力（Teller 卡）：右 20/63，左 20/63。散瞳验光：右眼 +2.25 DS，左眼 +2.50 DS。双睑裂小，双眼上睑下垂，双眼反向内眦赘皮，鼻梁宽平，双角膜清亮，前房中深，双侧瞳孔等大，直径 3 mm，晶体清，眼底检查未见明显异常。眼位检查（映光法）：正位。交替遮盖：双眼均无运动。眼球运动检查：双眼球各方向运动不受限。Bell 征：右眼（＋），左眼（＋）。

辅助检查　眼眶及颅脑 MRI 检查：未见明显异常。

【诊断】

先天性小睑裂综合征。

诊断思路：患儿生后双睑裂小，双眼上睑下垂，双眼反向内眦赘皮，鼻梁宽平（图 4-1）。

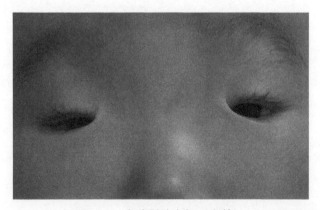

图 4-1　小睑裂综合征（术前）

【鉴别诊断】

1. 先天性双眼上睑下垂：可表现为生后眼睑不能抬起，可存在双眼内眦赘皮或鼻梁低平，但不存在睑裂狭小的表现。

2. 唐氏综合征：可表现为鼻梁低平，反向内眦赘皮，但一般不存在睑裂狭小的表现；可存在智力障碍；染色体检测为21 三体患儿。

【治疗方案】

拟行手术治疗，目的为改善外观，分两期手术，Ⅰ期为内眦开大，Ⅱ期为上睑下垂矫正。

Ⅰ期内眦开大术（图4-2）：①全麻下，测量双眼睑裂长度及内眦间距，计算好需要延长的量。②在内眦处行 Y-V 切口或 Mustard 切口，潜行分离皮瓣。③暴露内眦韧带，进行内眦韧带折叠。④皮瓣对位缝合。⑤加压包扎48 小时。

Ⅱ期上睑下垂矫正术：一般采用直接或间接利用额肌收缩的额肌悬吊术（图4-3）。

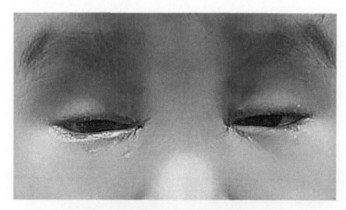

图 4-2　小睑裂综合征Ⅰ期内眦开大术后

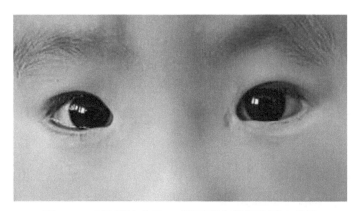

图 4-3　小睑裂综合征 II 期双眼上睑下垂矫正术后

病例分析

小睑裂综合征又称睑裂狭小 - 上睑下垂 - 倒向型内眦赘皮综合征（blepharophimosis-ptosisepieanthusinversus syndrome，BPES），是一种常染色体显性遗传疾病，全球的发病率大约为1：50 000。该病以睑裂狭小、上睑下垂、倒向型内眦赘皮及宽内眦间距为主要临床表现，部分患儿同时合并泪道发育异常。

BPES 根据是否合并卵巢早衰分为两型：Ⅰ型合并有卵巢早衰，Ⅱ型不合并卵巢早衰。

病例点评

BPES 根据其典型的临床症状不难确诊。治疗方面目前只有手术治疗，一般须分次手术，分别矫正内眦赘皮、内眦间距过宽和上睑下垂，部分睑裂狭小严重的患儿还需要进行外眦开大。一般先天性小睑裂综合征都是重度上睑下垂，所以通常利用额肌悬吊术矫正上睑下垂。

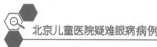
BPES 的手术时机要根据患儿眼睑发育情况、视觉及心理发育决定。一般情况下，Ⅰ期手术可选择在患儿 2 ~ 3 岁时进行；Ⅱ期手术一般在Ⅰ期手术术后半年进行。但此手术仅在一定程度上改善外观，睑裂开大程度有限，与正常发育的眼睑差别明显。另外，开大区缺乏眼睑睫毛，术后易出现下睑泪点外移导致的溢泪现象，以及眦角手术瘢痕明显等。这些情况在术前要与家长进行充分沟通。

小睑裂综合征分为Ⅰ型和Ⅱ型，Ⅱ型只影响眼睑外观，而Ⅰ型除了眼睑发育异常外，女性患儿还可合并卵巢早衰，由于目前通过已知的临床检查及基因检测还无法早期确定小睑裂的分型，因此建议所有女性小睑裂患儿在青春期早期进行激素水平监测，对激素水平异常者进行早期干预治疗，避免或延迟出现卵巢早衰的症状。

参考文献

1. ALIREZA, HAGHIGHI, HANNAH, et al. Missense mutation outside the forkhead domain of FOXL2 causes a severe form of BPES type Ⅱ. Molecular Vision, 2012, 18（24）: 211-218.

2. VERDIN H, BAERE E D. FOXL2 Impairment in human disease. Hormone Research in Pediatrics, 2012, 77（1）: 2.

3. BÉRÉNICE A, BENAYOUN, SANDRINE CABURET, et al. The identification and characterization of a FOXL2 response element provides insights into the pathogenesis of mutant alleles. Human Molecular Genetics, 2008, 17（20）: 3118.

4. CRISPONI L, DEIANA M, LOI A, et al. The putative forkhead transcription

factor FOXL2 is mutated in blepharophimosis/ptosis/epicanthus inversus syndrome. Nat Genet, 2001, 27（2）: 159-166.

5. DE BAERE E, DIXON M J, SMALL K W, et al. Spectrum of FOXL2 gene mutations in blepharophimosis-ptosis-epicanthus inversus（bpes）families demonstrates a genotype-phenotype correlation. Hum Mol Genet, 2001, 10（15）: 1591-1600.

病例 5
下颌瞬目综合征

病历简介

【主诉】

患儿，男，4 岁，主因"生后出现左眼上睑下垂"就诊。

【现病史】

患儿生后出现左眼上睑不能抬起，遮挡瞳孔，吸吮及吞咽时左眼上睑跳动，跳动时上睑可抬高至对侧眼高度，不伴晨轻暮重、困倦或疲劳时加重。患儿上述症状持续发生，不能自行缓解（图 5-1，图 5-2）。

患儿 3 月龄时曾就诊于当地医院，行眼底及屈光检查后未见异常，遂未予特殊治疗，嘱定期复查。4 岁时就诊于我院眼科及神经内科门诊，行散瞳验光示：左眼中度散光，视觉发育滞后于右眼；眼眶及颅脑 MRI 检查未见异常。为促进视觉发育及改善外观，需进一步行手术治疗，收住我院。

【既往史及家族史】

患儿足月顺产，否认外伤史、手术史，父母非近亲结婚，无相关家族史。

【检查】

体格检查　视力：右 0.7，左 0.4。散瞳验光：右眼 +1.25 DS，左眼 +3.50 DS=+2.75 DC×90°。双角膜清亮，前房中深，双侧瞳孔等大，直径 3 mm，晶体清，眼底检查未见异常，右上睑位置正常，左上睑下垂，无晨轻暮重现象，左上睑缘遮盖瞳孔上 1/2。睑裂高度：右 9 mm，左 4 mm。额肌力：右 10 mm，左 10 mm。上睑提肌力：右 8 mm，左 1 mm。咀嚼及吞咽时左上睑可抬至正常位置，与右眼睑裂高度接近。眼位检查（映光法）：正位。交替遮盖：双眼均无运动，眼球运动检查示双眼球各方向运动不受限。Bell 征：右眼（＋），左眼（－）。

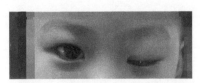

图 5-1　患儿闭口时左上睑下垂

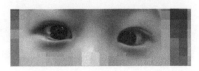

图 5-2　患儿张口时左上睑可上抬至正常位置

辅助检查 眼眶及颅脑 MRI 检查：未见异常。

【诊断】

1.左眼下颌瞬目综合征。

诊断思路：患儿生后左眼上睑下垂，咀嚼或吞咽时左眼上睑可抬起，与下颌运动有明显的联动现象。

2.左眼屈光不正。

【鉴别诊断】

1.先天性上睑下垂：表现为生后眼睑不能抬起，无晨轻暮重现象。本例患儿存在明显的下颌联动，故不考虑该诊断。

2.重症肌无力：表现为单眼或双眼上睑下垂，特点是具有每日波动性，下午或傍晚或劳累后加重，晨起或休息后减轻，此种波动现象称之为"晨轻暮重"。严重者眼球运动明显受限，甚至眼球固定。与本例患儿症状不符，故不考虑本诊断。

3.先天性眼外肌纤维化：该病亦可有上睑下垂的表现，但多表现为双眼下垂，存在明显的眼球运动障碍，双眼常固定于下转位，有明显的遗传倾向。本例患儿症状与该病不符，故不考虑该病。

4.其他应鉴别的疾病包括：外伤性上睑下垂、动眼神经麻痹、小睑裂综合征等。

【治疗方案】

1.手术治疗：目的为抬起上睑，消除异常联动，暴露视轴。

（1）全麻下，在上睑皱襞处切开皮肤及其下眼轮匝肌。

（2）在轮匝肌下潜行分离至暴露眶隔翻转上睑，于颞侧穹窿结膜垂直剪 3 mm 切口，然后用小剪刀潜行分离结膜。剪开眶隔，将眶内脂肪推向上方，充分暴露上睑提肌。剪断内外角，在睑板上缘上方 20 mm 处剪断上睑提肌，将其眶内断端烧灼止血后送回眶内。

（3）将额肌与睑板通过悬吊材料或缝线连接，调整上睑位置，结扎并于缝合眼睑皮肤切口。

2. 弱视训练：弱视是上睑下垂患儿最常见的并发症，行上睑下垂手术后，患儿视轴暴露，待其可以接收正常的视觉刺激后，要积极进行弱视训练。

（1）散瞳验光及屈光矫正。

（2）遮盖健眼，每日 2 ~ 4 小时。

（3）视觉刺激训练。

（4）感知觉训练。

（5）双眼视训练。

📋 病例分析

下颌瞬目综合征，也称为 Marcus-Gunn 综合征，是一种特殊类型的先天性上睑下垂，由 Gunn 于 1883 年首次报道，主要表现为张口、咀嚼、吞咽、下颌运动时眼睑随之共同运动，睑裂开大甚至可超过健眼。有研究表明在先天性上睑下垂患儿中有 2% ~ 13% 可合并此现象。目前此病的发病机制尚不明确，有可能是动眼神经及三叉神经之间的异常联系导致的上睑提肌与翼外肌的异常联动，在下颌运动时，翼外肌收缩引起的冲动传导至上睑提肌，从而导致上睑上抬。在治疗方

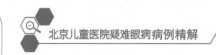

面，如果上睑下垂不明显，并且未影响视力发育，可以暂时观察；如果合并中、重度下垂，特别是影响视力发育的情况下，手术治疗是唯一有效的方法。在儿童患者中，除了视力发育会受到影响外，心理发育也是不容忽视的。

病例点评

下颌瞬目综合征属于上睑下垂的一种特殊类型，手术是其唯一解决措施。本病的发生是由于三叉神经及动眼神经的异常支配导致的上睑提肌及翼外肌的异常联动，因此手术时首先要将上睑提肌彻底从睑板上缘离断。可从结膜面注射局麻药进行水化分离，使得上睑提肌与 muller 肌充分与结膜分离，同时要将上睑提肌的内外脚剪断，充分暴露上睑提肌并部分切除，以彻底解除联动关系。上睑提肌断离后，会造成医源性完全性上睑下垂，此时需要利用额肌的力量将上睑抬至正常高度，有直接利用额肌及间接利用额肌的两种手术方式，前者主要包括额肌瓣悬吊术以及额肌筋膜瓣悬吊术，后者主要指利用各种材料的额肌悬吊术（包括丝线、硅胶管、阔筋膜、膨体聚四氟乙烯等）。

同普通的上睑下垂术后一样，由于下颌瞬目综合征手术后眼睑也存在闭合不全、瞬目活动减少的现象，这时角膜不能得到有效的保护，有发生感染的可能。一旦发生感染，早期可以给予积极抗感染治疗，如果药物不能控制，必要时需要将已经抬起的上睑放下，等角膜痊愈后再进行二次上睑下垂手术。因此术后的护理特别重要，在一定程度上决定着手术的成败。在术后早期下睑有 1 根牵引线，也可起到保护角膜的作用。在患儿睡觉的时候，即使只睡一小会儿，也需要将牵引线拉起来，以免角膜暴露。倒睫是上睑下垂术后另一种严重的并发症，有些倒睫是由于术后早期眼睑的肿胀引起的，随着肿胀的消退，倒睫现象会逐渐改善。有些倒睫是真正的倒睫，需要二次手术调整，判断倒睫的性质非常重要，需要有经验的医师进行评估处理，因此术后须嘱咐患儿遵医嘱定期复查。有些下颌瞬目综合征的患儿会同时合并先天性倒睫，这需要在手术的同时矫正倒睫。下颌瞬目的患儿在视觉发育过程中视轴会受到一定时间的遮挡，部分会合并弱视，因此在术后要进行积极的弱视训练。

参考文献

1. TSAI C C, LIN T M, LAI C S, et al. Use of the orbicularis oculi muscle flap for severe Marcus -Gunn ptosis. Ann Plast Surg，2002，48：431-434.

2. DOUCET T W, CRAWFORD J S. The quantification， natural course， and surgical results in 57 eyes with Marcus Gunn（jaw-winking）syndrome. American Journal of Ophthalmology，1981，92（5）：702-707.

3. 李冬梅，陈涛，郝磊，等 . 中重度下颌瞬目综合征患儿的手术治疗 . 中华眼科医学杂志（电子版），2012，2（1）：9-13.

病例 6
先天性骨性鼻泪管发育异常合并泪道瘘

病历简介

【主诉】

患儿，男，3岁，主因"生后出现双眼流泪时伴黏液脓性分泌物"就诊。

【现病史】

患儿生后即出现双眼流泪时伴黏液脓性分泌物，双眼内眦部皮肤表面分别可见 1 个小孔，间断有分泌物返出，左眼为著（图6-1）。曾在外院就诊，行 2 次泪道探通术，效果不佳。为求进一步诊治，至我院眼科就诊。

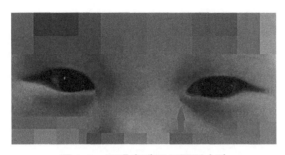

图 6-1　双眼内眦可见圆形小孔

【既往史】

否认全身及其他系统疾病。否认过敏史。否认相关疾病及家族史。

【检查】

体格检查　患儿双眼内眦部偏内下方分别存在一个直径约 1 mm 圆孔，周围可见少量黄色沉着物。压迫左眼泪囊区可见黏液脓性分泌物自上、下泪小点返出。双眼下睑无内翻倒睫，双眼角膜清亮，双眼前房中深，双眼晶状体透明。

辅助检查

1. 泪道冲洗检查：患儿左眼泪道阻塞，同时可见少量冲洗液自双眼内眦部小圆孔反流。

2. CT 泪囊造影检查：分别自上泪小点及皮肤瘘口处注入造影剂后行 CT 泪囊造影，未显示泪道瘘的走形及其与皮肤面相对应的另一端开口位置。但显示左侧骨性鼻泪管末端出现骨性闭锁，正常鼻泪管开口未见（图 6-2）。

【诊断】

1. 双眼泪道瘘。

2. 左眼先天性骨性鼻泪管发育异常。

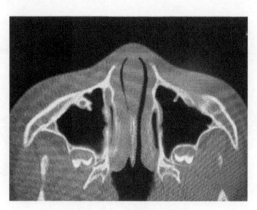

图 6-2　泪囊造影

【鉴别诊断】

1. 先天性鼻泪管阻塞：先天性鼻泪管阻塞的临床表现和本病十分相似，但是其为鼻泪管末端瓣膜的阻塞，CT 检查不会显示骨性闭锁。

2. 先天性泪囊突出：先天性泪囊突出的临床表现和本病十分相似，但是患儿往往合并泪囊区青紫色肿物。

3. 先天性泪囊憩室：先天性泪囊憩室的临床表现和本病十分相似，但是 CT 检查显示泪囊窝内存在与泪囊相沟通的囊性肿物。

【治疗方案】

患儿拟全麻下在鼻窦内窥镜引导下行左眼鼻腔泪囊吻合术。

术后患儿泪道通畅，双眼内眦部泪道瘘未见明显液体反流，故未针对泪道瘘再行进一步手术治疗。

病例分析

先天性泪道瘘是一种泪道附属器先天发育异常的疾病。

可为单侧或双侧，常开口于鼻外侧、内眦韧带下方的皮肤，与泪道相通，常流出透明液体。由于液体排出量少，常不易发现。泪液常会引起瘘口周围皮肤湿疹或脱屑。感染时瘘口有脓液排出。

先天性骨性鼻泪管发育异常是一种临床少见病例。其临床特点是出现与先天性鼻泪管阻塞相同的流泪伴黏液脓性分泌物症状，严重时继发急性泪囊炎。泪道CT是诊断该先天性泪道发育异常的主要方法。治疗方法主要是经鼻腔行鼻腔泪囊吻合术。

📋 病例点评

诊断先天性泪道瘘最为关键的是把握好手术治疗的指征。若瘘管有急性感染、瘘口周围皮肤红肿，须用抗生素控制感染后再及时行手术治疗。

先天性泪道瘘手术的治疗方法很多，主要包括：缝合瘘管、热烙或硝酸银烧灼、瘘管搔刮、手术切除瘘管以及鼻腔泪囊吻合术联合瘘管切除术。

骨性鼻泪管是连接泪囊窝与下鼻道的骨性管道。它主要由上颌骨、泪骨及下鼻甲构成。骨性鼻泪管的大小、形态及方向随着3个组成成分结合方式的变化，个体差异明显。先天性骨性鼻泪管发育异常是先天性鼻泪管阻塞中特殊的一类。其是因骨性鼻泪管未发育或者发育不全而造成泪道阻塞的一种先天性泪道畸形。其阻塞位置也位于鼻泪管，但是阻塞的性质是骨性阻塞。CT具有很高的密度及空间分辨力，对骨性泪道异常及外伤性泪道阻塞具有很好的诊断作用。本病例由于骨性鼻泪管的发育异常导致泪道没有了位于下鼻道的正常开口。因此，只能通过鼻腔泪囊吻合术来治疗，为了避免患儿颜面瘢痕；故目前临床上多主张应用经鼻鼻腔泪囊吻合术这一术式。

参考文献

1. SHAH S，SHAH M，KHANDEKAR R. Management of bilateral congenital lacrimal punctal and canalicular atresia and congenital fistula of the lacrimal sac. Middle East Afr J Ophthalmol，2010，17（2）：180-182.

2. ZHANG C，WU Q，CUI Y，et al. Anatomy of nasolacrimal canal in congenital nasolacrimal duct obstruction-18 cases retrospective study. Acta Ophthalmol，2015，93（5）：404-405.

3. ZHANG C，WU Q，CUI Y，et al. Anatomical characterization of nasolacrimal canal based on CT：Case series report of 25 children with complex congenital nasolacrimal duct obstruction. Journal of pediatric ophthalmology and strabismus，2017，54（4）：238-243.

4. 张诚玥，于刚，吴倩，等 . 先天性骨性鼻泪管发育异常的影像学观察 . 中华眼科杂志，2014，50（12）：911-914.

5. ZHANG C，CUI YH，LI L，et al. Computed tomography for guidance in the diagnosis and surgical correction of pediatric acute dacryocystitis. Pediatric investigation，2019，3（1）：39-44.

病例 7
先天性上睑下垂合并眼外肌纤维化

病历简介

【主诉】

患儿，男，3 岁，主因"生后抬头视物，双眼皮不能抬起3 年"就诊。

【现病史】

患儿生后即发现其抬头视物双眼皮不能抬起，同时眼球不能自如运动。不伴吸吮及吞咽时上睑跳动，不伴晨轻暮重及疲劳时加重现象，生后至今症状无明显变化。曾就诊于当地医院，诊为"上睑下垂"，嘱提拉上睑，必要时手术治疗。后为

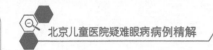

进一步治疗就诊我院眼科门诊，经检查，诊为"双眼先天性眼外肌纤维化，双眼先天性上睑下垂"，为促进视觉发育及改善外观，建议手术治疗。

【既往史及家族史】

足月顺产，否认手术、外伤、输血史。否认过敏史。否认家族史，父母非近亲结婚。

【检查】

体格检查 Teller 视力：双眼 55 cm 20/130 4.80 cy/cm，右眼 55 cm 20/130 4.80 cy/cm，左眼 55 cm 20/130 4.80 cy/cm。屈光筛查：右眼 +0.25 DS=−3.50 DC×170°，左眼 +0.75 DS=−2.50 DC×80°。双眼上睑下垂，双眼上睑缘遮盖瞳孔 1/2。右眼睑裂高度上转 4 mm，正前方 4 mm，下转 3 mm，上睑提肌肌力 0 mm，额肌肌力 7 mm，眉睑距 17 mm；左眼睑裂高度上转 4 mm，正前方 3 mm，下转 3 mm，上睑提肌肌力 0 mm，额肌肌力 7 mm，眉睑距 17 mm。Bell 征：右眼（−），左眼（−）（图 7-1）。眼位（映光）：右眼固定于内下转位，下转约 40°，内转约 5°～15°；左眼固定于下转位，下转约 20°（图 7-2）。眼球运动：右眼上转不能，下转明显受限不过中线，外转欠 5 mm，内转欠 2～3 mm。左眼上转、内转、外转均不能，下转明显受限且不过中线，双眼下转时有分开运动，企图上转时有集合运动。头位：下颌上举，面略右转。双结膜未见充血，角膜清亮，前房中深，双侧瞳孔等大，直径 2 mm，光反射存在，晶体清，眼底检查未见异常。

辅助检查 眼眶 MRI 示：双眼眼外肌菲薄，上睑提肌发育不良。

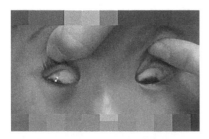

图 7-1 Bell 征阴性

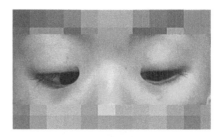

图 7-2 术前

【诊断】

1. 双眼先天性上睑下垂。

2. 双眼先天性眼外肌纤维化。

诊断思路：①生后双眼小，无晨轻暮重及咀嚼时眼睑跳动；②双眼球固定于（内）下转位，眼球运动多个方向受限，下颌上举；③眼眶 MRI 示：双眼眼外肌菲薄，上睑提肌发育不良。

【鉴别诊断】

1. 重症肌无力：也可出现上睑下垂合并眼球运动异常，但并非生后即出现上睑下垂，为后天获得。有晨轻暮重现象，眼球运动异常情况常不稳定，全身随意肌易疲劳，新斯地明试验阳性。与本病例不符。

2. 先天性动眼神经麻痹：也可出现上睑下垂，同时伴有眼球上转、内转、下转不能，外转可。但多为大角度外斜视，无明显下转眼位及下颌上举头位，可伴瞳孔散大，视力下降。影像学检查可鉴别，同时可通过斜视术中牵拉试验鉴别。

【治疗方案】

本例患儿下转眼位明显（约 20°～40°），故先行手术矫正下转眼位，二期再行上睑下垂矫正术。

1.一期斜视矫正术：术中行被动牵拉试验，双眼上转极度受限，左眼重于右眼；行双眼下直肌减弱术，双眼下直肌后徙6 mm，同时行下睑缩肌复位术。

2.二期行上睑下垂矫正术：一期斜视矫正术后2个月，眼位基本正位（图7-3A），眼球下转明显好转，代偿头位减轻。故二期予行上睑下垂矫正。患儿双眼上睑提肌肌力均为0 mm，需行额肌悬吊术。采用e-PTFE材料额肌悬吊术，术中将上睑缘高度调整至平齐角膜上缘的位置。术后头位进一步改善（图7-3B），手术效果满意（图7-4）。

3.屈光矫正：二期术后1个月进行阿托品散瞳验光检查及戴镜治疗，以矫正屈光不正。

4.弱视训练：在戴镜矫正屈光不正的基础上进行左眼遮盖、弱视训练。

治疗思路：须根据斜视角度、上睑下垂程度、视力及屈光状态综合分析治疗方式及手术时机。如下转眼位及代偿头位明显，应先行斜视矫正术矫正眼位，再行上睑下垂矫正术。

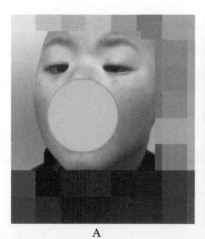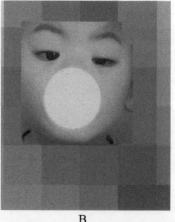

A   B

图7-3　斜视术前代偿头位明显及斜视术后代偿头位改善

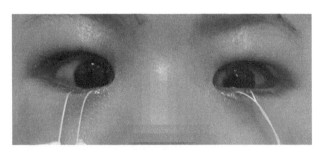

图 7-4　上睑下垂矫正术后改善

病例分析

　　对上睑下垂患儿问诊时，应注意询问上睑下垂出现的时间，是生后即出现还是近期出现，出现前有无诱因或外伤，同时是否合并眼球运动异常、晨轻暮重现象及眼睑疾病（如血管瘤），以与动眼神经麻痹、重症肌无力、机械性上睑下垂等后天性疾病相鉴别。还须注意是否伴随咀嚼时眼睑跳动、反向内眦赘皮、睑裂狭小、鼻梁低平、眼球运动受限等，以区分特殊类型的上睑下垂（如眼外肌纤维化综合征、下颌瞬目综合征、小睑裂综合征等）。

　　先天性上睑下垂可单侧或双侧发病，有遗传性，可以是显性或者隐性遗传。先天性上睑下垂是由于上睑提肌发育不全或动眼神经核发育不全所致。如为上睑提肌发育不全，通常呈单纯性上睑下垂，约占总体的 3/4。如为动眼神经核发育不全，通常还常伴有其他眼外肌麻痹，约占总体的 1/4。同时可能合并其他眼睑先天异常 [如睑裂狭小、内眦赘皮或者伴有 Marcus-Gunn 现象（多为单侧）]，当咀嚼张嘴或下颌运动时下垂的眼睑可突然举起。上睑下垂可分为：轻度

37

下垂，上睑遮盖瞳孔 1/3 以下，下垂量约为 1 ~ 2 mm；中度下垂，上睑缘遮盖瞳孔 1/2，下垂量约为 3 ~ 4 mm；重度下垂，上睑缘遮盖瞳孔 2/3 以上，下垂量约为 4 mm 或 4 mm 以上。重度先天性上睑下垂可能造成屈光异常或形觉剥夺性弱视，需要尽早手术治疗。目前上睑下垂矫正常用手术包括阔筋膜悬吊术、上睑提肌缩短术及额肌瓣悬吊术。e-PTFE 作为悬吊材料行额肌悬吊手术治疗儿童先天性上睑下垂，因其组织兼容性好，可以长期保持手术效果，手术后额肌关联度理想，上睑闭合时间短，眼睑弹性活动度良好；具有术后反应轻、并发症少、复发率低、排斥发生少的优点；同时手术操作相对简单，学习周期短，可供临床医师选择。

先天性眼外肌纤维化（congenital fibrosis of the extraocular muscles，CFEOM）是由一组以先天性、非进行性眼外肌病变为特征的疾病，其特点为先天性限制性眼球运动障碍，眼位偏斜，可伴有上睑下垂及全身其他系统的异常。早期基于有限的眼外肌病理认为该病由眼外肌原发性纤维化所致。近年来影像学研究发现 CFEOM 患儿存在眼外肌和上睑提肌异常，同时支配眼外肌的动眼神经、外展神经存在相应的异常，如纤细、缺如，部分患儿合并眶内异常神经支配现象。合并上睑下垂的患儿是由于上睑提肌功能障碍所致，患儿常见的头位为下颌上举，以及代偿下斜视眼位和上睑下垂，多有屈光异常，与上睑下垂共同引起弱视。对于斜视和上睑下垂较为明显的患儿须手术治疗。

病例点评

对于合并 CFEOM 的上睑下垂患儿，须评估其头位及下斜程度，若头位及下斜都较为明显，须先行下直肌后徙术以改善其眼位及头位，否则易在上睑下垂术后出现上睑迟落更为明显的情况。斜视术前须行被动牵拉试验评估眼外肌受累情况及程度，下直肌后徙量为 6 ~ 10 mm，须根据斜视程度或者肌肉紧张程度决定具体后续量。术中须充分松解节制韧带、肌间韧带和周围纤维结构，同时将 Lockwood's 韧带与下直肌附着点缝合，以防止下睑退缩。

由于此类患儿 Bell 征均为阴性，术中应注意上睑不要提起过高，一般与上睑缘平齐即可。术后须格外注意护理，防止暴露性角膜炎发生。

上睑下垂额肌悬吊术的具体术式选择：①国内学者多选用额肌瓣悬吊术。然而此术创伤大，加之幼儿额肌发育不完善，导致复发率高，初学者掌握难度较大。②国外学者多采用额肌悬吊材料手术，悬吊材料多选择阔筋膜，但同样存在幼儿阔筋膜发育不良，取材困难，手术创伤大，存在身体、皮肤两处手术瘢痕影响外观等诸多问题；硅胶条悬吊材料存在材料老化、易排斥性等缺陷。可选择一种组织兼容性好、可以长期保持手术效果、手术后眼睑弹性活动度好的额肌悬吊材料，e-PTFE 材料是目前较好的一种选择，可更好地防止暴露性角膜炎的发生。术中在眼轮匝肌下植入提前预制的隧道和眉弓上的切口要尽量深，植入 e-PTFE 材料尽量"深埋"至肌肉下，以减少排斥反应；将植入材料用不可吸收缝线牢固固定于睑板，以减少复发。

参考文献

1. 吴倩，胡守龙，刘雯，等.膨体聚四氟乙烯额肌悬吊术治疗儿童先天性上睑下垂的临床疗效和安全性评价.中华实验眼科杂志，2016，34（11）：997-1001.

2. 曹文红，吴倩，樊云葳，等.儿童动眼神经麻痹所致上睑下垂膨体聚四氟乙烯额肌悬吊术的治疗效果.中华眼外伤职业眼病杂志，2017，39（9）：653-657.

3. KERSTEN R C，BERNARDINI F P，KHOURI L，et al. Unilateral frontalis sling for the surgical correction of unilateral poor-function ptosis. Ophthal Plast Reconstr Surg，2005，21（6）：412-416.

4. HAYASHI K，KATORI N，KASAI K，et al. Comparison of nylon mono-filament suture and polytetrafluoroethylene sheet for frontalis sus-pension surgery in eyes with congenital ptosis. Am J Ophthal-mol，2013，155（4）：654-663.

5. JADE M PRICE，RANJODH S BOPARAI，BARRY N WASSERMAN. Congenital fibrosis of the extraocular muscles：review of recent literature. Curr Opin Ophthalmol，2019，30（5）：314-318.

6. WALID FAZELI，PETER HERKENRATH，BARBARA STILLER，et al. A TUBB6 mutation is associated with autosomal dominant non-progressive congenital facial palsy，bilateral ptosis and velopharyngeal dysfunction. Hum Mol Genet，2017，26（20）：4055-4066.

7. OKITA Y，KIMURA A，OKAMOTO M，et al. Surgical management of pediatric patients with congenital fibrosis of the extraocular muscles. Japanese Journal of Ophthalmology，2020，64（1）：86-92.

病例 8
先天性特发性眼球震颤

病历简介

【主诉】

患儿，男，7 岁，主因"发现眼球颤动 7 年"就诊。

【现病史】

7 年前，患儿出生后家长发现患儿眼球颤动，伴歪头视物，未予重视，今为求进一步诊治，至我院门诊就诊。

【检查】

体格检查 详见表 8-1。

表 8-1 视力检查

	右眼	左眼
裸眼视力	0.3	0.2
矫正视力	0.4	0.3
阿托品散瞳验光	+1.25 DS -2.00 DC×15°	-2.25 DC×10°
前节和后节	大致正常	大致正常
三棱镜法（双眼分别注视）		
33 cm	戴镜 -20$^{\triangle}$	戴镜 -20$^{\triangle}$
6 m	戴镜 -25$^{\triangle}$	戴镜 -25$^{\triangle}$
眼球运动	双眼球水平颤动，中间带位于右侧	
代偿头位	面向左转	

辅助检查

1. 眼位图（图 8-1）。

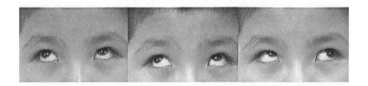
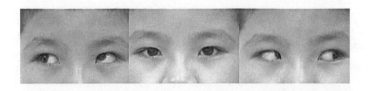
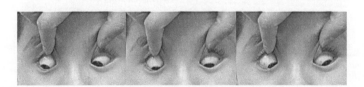

图 8-1 术前眼位

笔记

2. 眼震图（图 8-2）。

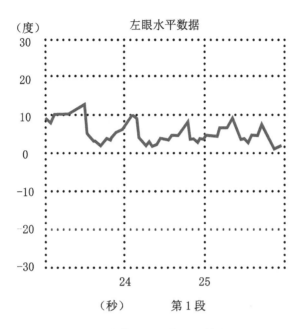

图 8-2　术前眼震（水平正前方）

【诊断】

1. 先天性特发性眼球震颤。

2. 间歇性外斜视。

3. 双眼屈光不正。

【鉴别诊断】

弱视性眼球震颤：为出生后发病，此类震颤是由于双眼中心视力低下，妨碍正常注视反射发展所致。常见病因有白化症、先天性白内障、脉络膜缺损等，此类眼球震颤一般呈摆动性，冲动性较少。

【治疗方案】

本例患儿拟行眼球震颤矫正联合斜视矫正术。

术中右眼外直肌后徙 9 mm，右眼内直肌缩短 8 mm，左眼内直肌后徙 5 mm，左眼外直肌缩短 8 mm。术后 1 个月复查，正前方眼球震颤幅度明显好转（图 8-3）。

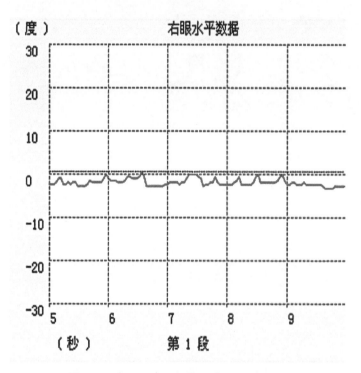

图 8-3　术后 1 个月眼震（水平正前方）

病例分析

先天性特发性眼球震颤发病率约为 0.1%，多在患儿出生后即发生，7% ~ 30% 的患儿具有遗传性，遗传方式有常染色体显性遗传、常染色体隐性遗传和 X 染色体连锁遗传。眼球震动为冲动型，有快相和慢相，通常有休止眼位，因而产生代偿头位。常伴发斜视。

治疗方法包括药物、光学和手术矫正，主要目的是减轻震颤、消除异常头位。药物治疗多用于存在振动幻视的患者，在儿童中应用较少。三棱镜治疗包括同方向和异方向两种方式，双眼前放置尖端指向静止眼位方向的同向三棱镜，使静止眼位移向正前方；或者双眼前放置底均向外的异向三棱镜，以诱发辐辏抑制眼震。手术方式根据是否合并代偿头位分为两类，不合并代偿头位的手术方式包括：直肌断腱原位缝合术、水平直肌后徙术、Cuppers 法等，合并代偿头位的手术方式包括：Anderson 法、Kestenbaum 法、Parks5-6-7-8 法等。合并斜视的眼球震颤患者可以同时联合斜视矫正手术。

病例点评

先天性特发性眼球震颤的治疗目前只能改善症状，尚无有效的治愈手段。

手术方法矫正，应在试戴三棱镜有效时才可施行。合并斜视的手术方案设计，需将眼震和斜视的手术量分别计算，然后两者相加计算代数和，要注意斜视量应加在非主导眼。术后应密切随访，部分患儿代偿头位有复发趋势。

参考文献

1. HERTLE R W, DELL'OSSO L F. Clinical and ocular motor analysis of congenital nystagmus in infancy. J AAPOS, 1999, 3（2）: 70-79.

2. OETTING W S, ARMSTRONG C M, HOLLESCHAU A M, et al. Evidence for genetic heterogeneity in families with congenital motor nystagmus. Ophthalmic Genet, 2000, 21（4）: 227-233.

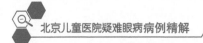

3. PARKS M M. Symposium: nystagmus. Congenital nystagnms surgery. Am Orthopt J, 1973, 23: 35-39.

4. BLECHSCHMIDT T, KRUMSIEK M, TODOROVA M G. The effect of acupuncture on visual function in patients with congenital and acquired nystagmus. Medicines（Basel）, 2017, 4（2）: 33.

5. WAGDY F M, ISMAEL M E, SARHAN A E. Evaluation of the role of displacement surgery in the management of congenital nystagmus. Electron Physician, 2017, 9（1）: 3672-3677.

6. KANG N Y, ISENBERG S J. Kestenbaum procedure with posterior fixation suture for anomalous head posture in infantile nystagmus. Graefes Arch Clin Exp Ophthalmol, 2009, 247（7）: 981-987.

病例 9
动眼神经不全麻痹

病历简介

【主诉】

患儿，男性，3岁，主因"车祸后右眼斜1年"就诊。

【现病史】

1年前，患儿车祸后出现右眼斜，伴右眼上睑不能抬起，至我院门诊就诊。

【既往史】

无特殊。

【体检查】

体格检查 详见表9-1。

表9-1 视力检查

	右眼	左眼
Teller卡视力（55 cm）	不配合	20/63
屈光筛查	不配合	+1.75 DS＝－3.50 DC×51°
外眼		右眼上睑遮挡1/2瞳孔 上睑提肌力检查欠合作
内眼		右眼瞳孔对光反射迟钝
角膜映光法		左眼注视：右眼 －45°；右眼注视差
眼球运动		右眼内转鼻侧角膜缘至上下泪小点垂直连线，上转 仅瞳孔达内外眦角连线，下转上方角膜缘可接近内 外眦角连线

辅助检查

1. 外观照示右眼上睑下垂（图9-1）。

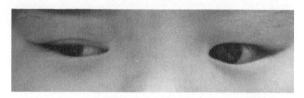

图9-1 术前外观照

2. 眼位图（图9-2）。

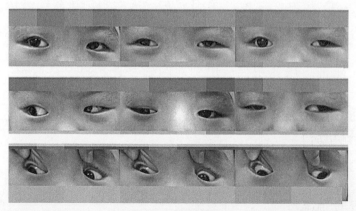

图9-2 术前眼位

3. 眼眶 CT（2019-3-11）：右眼眶内侧壁筛窦纸板局限性骨质缺失，可见部分脂肪疝入筛窦内；右侧眼眶上壁形态、密度欠规则——骨折修复期改变可能大；右侧内直肌、上直肌、下直肌变细，以内直肌变细为著；左侧小脑半球外侧片状低密度影（图 9-3）。

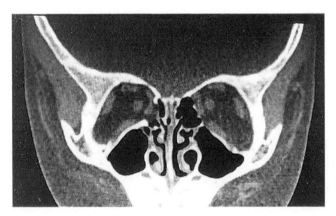

图 9-3　术前眼眶 CT

【诊断】

1. 右眼动眼神经不全麻痹。

诊断思路：根据患儿车祸后右眼斜伴上睑不能抬起的病史，眼部检查见右眼内转、上转和下转均不到位。眼眶 CT 提示右侧内直肌、上直肌、下直肌变细，未见眼外肌嵌顿，故作此诊断。

2. 右眼眶壁骨折。

诊断思路：根据患儿车祸病史，结合眼眶 CT 提示右侧眼眶内侧壁和上壁骨折，故作此诊断。

【鉴别诊断】

1. 右眼限制性斜视：限制性斜视也可发生于外伤后眼眶壁

笔记

49

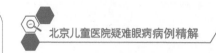
骨折的患儿，可伴眼球运动受限，但影像学检查多提示眼眶壁骨折伴眼外肌嵌顿。

2. 右眼先天性动眼神经麻痹：动眼神经麻痹可出生后即发病，无外伤或明确致病原因。

【治疗方案】

考虑到本例患儿仍有部分上转和下转的功能，可采用上直肌、下直肌转位替代部分内直肌的作用，手术方案为右眼外直肌减弱＋上直肌转位＋下直肌转位术，术中将外直肌平行后徙 10 mm，将上直肌鼻侧 1/2 转位至内直肌止端上缘，将下直肌鼻侧 1/2 转位至内直肌止端下缘。

病例分析

动眼神经是第Ⅲ对脑神经，其运动纤维由中脑动眼神经外侧核发出，支配上睑提肌、上直肌、内直肌、下斜肌和下直肌；其副交感神经纤维由中脑 Edinger-Westphal 核发出，至睫状神经节换元后，节后纤维经睫状短神经支配瞳孔括约肌和睫状肌。动眼神经穿过眶上裂后，分为上、下两支，于总腱环内通过眶上裂的宽部入眶。上支神经支配上直肌和上睑提肌；下支神经支配内直肌、下直肌和下斜肌。

动眼神经麻痹可分为先天性和后天性。先天性动眼神经麻痹较少见。后天性动眼神经麻痹多见于中老年人，常继发于脑血管疾病、糖尿病、肿瘤、带状疱疹以及外伤等。动眼神经上支麻痹时，表现为患眼上睑下垂和下斜视，眼球向外上转受限；下支麻痹时，表现为患眼向外上方偏斜，上睑提肌功能正常，内转及下转有障碍，且多伴有眼内肌受损。眼内肌是否受损取决于病变的位置，若受损，则患眼瞳孔散大，对光反射及近反射均消失，调节麻痹。

轻度动眼神经麻痹者，可以配戴三棱镜矫正，无须手术。如单眼程度较重，上睑下垂可以通过手术矫正，但需注意眼球位置不正、术后复视、无 Bell 现象、术后角膜暴露的问题。动眼神经完全麻痹者，出于美容目的可行斜视手术，但需注意术后眼球运动功能极差。参照 Jampolsky 的死力平衡法，将外直肌后退至赤道后（后退 10 ~ 12 mm），使其失去机械性功能，同时行内直肌最大量（12 ~ 14 mm）缩短术，使眼球保持在原在眼位。或者，可将内直肌固定于鼻侧眶缘。为了增强内直肌的作用，也可考虑 Wiener 建议的方法，将上斜肌腱附着点的前端一半转位至内直肌与上直肌止端之间。对于不完全性动眼神经麻痹者，手术方式可以灵活设计，原则为：获得原在位正位，并尽可能保留眼球运动功能。

🗒 病例点评

动眼神经麻痹的手术效果常常不能令人满意。斜视手术只能遵照麻痹性斜视手术一般原则相机处理。对于上睑下垂，手术须低矫，以减少暴露性角膜炎的可能。先天性动眼神经麻痹，唯一的治疗方法就是手术。但需全面考虑患儿的情况，上睑下垂对视功能的影响、外观改善的需求、双眼单视的可能性。后天性动眼神经麻痹，应明确病因，积极治疗原发病，在病情稳定半年以后，可考虑手术治疗。

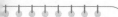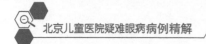

参考文献

1. MARGOLIN E，FREUND P. Third nerve palsies：review. Int Ophthalmol Clin，
2019，3（4）：99-112.

2. NAGENDRAN S T，LEE V，PERRY M. Traumatic orbital third nerve palsy. Br J
Oral Maxillofac Surg，2019，6（1）：578-581.

病例 10
共同性外斜视伴 V 征

病历简介

【主诉】

患儿，男，3岁7个月，因"发现外斜视2年余"入院。

【现病史】

患儿于2年多前出现外斜视，不伴歪头视物，无视物重影，未予特殊治疗。今为求进一步诊治来我院就诊，门诊以"外斜视伴 V 征"收入院。

【既往史及个人史】

既往体健，否认手术史、外伤史、输血史；否认肝炎、

笔记

结核等传染病密切接触史；否认食物、药物过敏史；足月顺产，母孕期无特殊疾病史。

【检查】

体格检查　患儿发育与正常同龄儿相同，生命体征平稳，心、肺、腹部检查均未见明显异常。神经系统检查未见异常。患儿不能配合视力检查，阿托品散瞳验光：右眼 +1.75 DS +1.25 DC × 95°，左眼 +1.25 DS +1.50 DC × 90°。双眼睑泪器未见异常，双眼结膜无充血，角膜清，前房中深，瞳孔圆，直径 3 mm，光反射灵敏，双眼晶体透明，双眼底未见异常，双眼底照相可见外旋。角膜映光检查：右眼注视，左眼 –15°；左眼注视右眼 –15° R/L 5°；不能控制正位。交替遮盖：右眼外上至正位，左眼外下至正位。三棱镜 + 交替遮盖：左眼注视等于右眼注视，5 m –35 R/L 10$^\triangle$，33 cm –30 R/L 10$^\triangle$。眼球运动：双眼下斜肌亢进，右眼较左眼重，双眼上斜肌功能不足。头位检查：无明显代偿头位，Bielschowsky 试验：双侧阳性。V 征检查：5 m 上转 25° 注视时 –55$^\triangle$，下转 25° 注视时 10$^\triangle$。主导眼：左眼。术前眼位见图 10-1。

辅助检查　血常规、尿常规、生化全套、凝血功能及甲状腺功能检查均未见明显异常。心电图、胸片、脊柱正侧位片等检查未见明显异常。

【诊断】

1. 共同性外斜视伴 V 征。

诊断思路：家长发现患儿外斜视 2 年余。角膜映光检查提

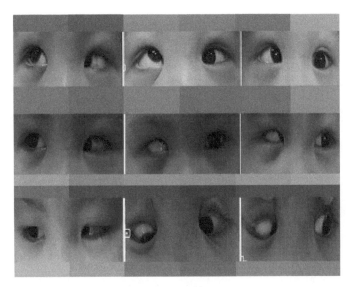

图 10-1 术前眼位

示：右眼注视，左眼 –15°；左眼注视右眼 –15° R/L 5°；不能控制正位。交替遮盖：右眼外上至正位，左眼外下至正位。三棱镜 + 交替遮盖：5 m –35 R/L 10$^{\triangle}$，33 cm –30 R/L 10$^{\triangle}$。V 征检查：5 m 上转 25° 时 –55$^{\triangle}$，下转 25° 时 10$^{\triangle}$。故诊断明确。

2. 双眼上斜肌不全麻痹。

诊断思路：患儿眼部检查存在垂直斜视，眼球运动检查可见双眼下斜肌亢进，上斜肌功能不足，Bielschowsky 试验提示双侧阳性，眼底照相可见双眼底外旋。故诊断明确。

【鉴别诊断】

双眼分离性垂直斜视：该病也表现为垂直斜视，常合并有下斜肌功能亢进，临床检查可见双眼偶有上飘，双眼互为高位，与本患儿病情不符，故不考虑该诊断。

【治疗方案】

该患儿存在外斜视，看远处及看近处斜视度差别不大，故考虑行双眼外直肌减弱术。患儿存在明显下斜肌亢进及 V 征，故行双眼下斜肌去神经切除术。考虑患儿 V 征明显，上下方分别注视时，斜视度相差大，于是行外直肌减弱的同时上移 1 个肌止端。故手术方案为：双眼外直肌后退 6 mm 上移 1 个肌止端同时联合双眼下斜肌去神经切除术。术后患儿恢复好。术后效果见图 10-2。

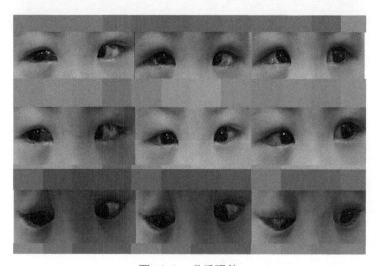

图 10-2　术后眼位

病例分析

V 型斜视即患者向上 25° 注视和向下 25° 注视时水平斜视度数相差大于 15$^\triangle$，双眼眼位改变呈字母 "V" 形，称为 V 型斜视。外斜视的患儿同时存在 V 型斜视，即称为外斜 V 征。外斜 V 征患儿常伴有下斜肌功能亢进，手术首选减弱下斜肌；若不伴随斜肌功能亢进，则首选水平肌肉的移位术。本例患儿双眼下斜肌亢进明显，常规切除及后退不能完全解除，于是选择去神经切除，使下斜肌力量减弱最大化，同时联合行双眼外直肌肌肉止端移位，以期达到最好的 V 征矫正效果。

病例点评

有些水平斜视在水平方向，各方向斜视角无变化，但在垂直方向，注视不同位置时，斜视角变化明显。

本例患儿，外斜视，向上方注视外斜度数明显大于向下方注视，斜视度变化呈字母 "V" 形，即为外斜 V 征。外斜 V 征即在垂直注视方向上有非共同性水平斜视。

外斜 V 征的病因与多种因素有关，有些学者认为是斜肌或垂直肌的功能异常，但多数学者认为下斜肌功能亢进是主要原因。

本例患儿中，下斜肌亢进，在上转时加强外转，导致 V 征出现。对伴有明显下斜肌功能亢进的外斜 V 征患者，行下斜肌减弱后其外转的次要作用也随之减弱，因此在矫正外斜 V 征的水平斜视度时，应适当减少手术量。

参考文献

1. 张伟，赵堪兴，杜翠琴，等 . 外斜 V 征手术探讨 . 中国实用眼科杂志，2002，20（10）：763-764.

2. MARSH J D, YILMAZ P T, GUYTON D L. Deficiency of depression in adunction：clinical characteristics and surgical management of the "inverted Brown pattern". J AAPOS, 2016, 20（1）：7-11.

笔记

病例 11
左眼上斜肌麻痹患儿的三次手术

病历简介

【主诉】

患儿，男，6岁，因"出生后歪头视物"就诊。

【现病史】

患儿出生后即发现歪头视物，头向右肩倾，为求进一步诊治来我院眼科就诊，诊断为"左眼上斜肌麻痹"。

患儿家长为矫正患儿头位症状要求手术治疗，故收入院。病程中头位无改善，斜视度数稳定，未经戴镜治疗，无眼部手术及外伤史。

【既往史】

患儿 3 岁时因 "歪头视物" 在外院骨科行 "斜颈矫正术"，具体术式不详。否认早产、外伤等全身病史，无食物、药物过敏史。无家族遗传病史。足月顺产，母孕期无特殊疾病史。

【检查】

体格检查　裸眼视力：右眼 1.0，左眼 1.0。双眼眼压：右眼 13 mmHg，右眼 15 mmHg。双眼眼睑皮肤无异常，角膜光滑透明，房水清，虹膜纹理清晰，瞳孔对光反射（+），晶状体透明，双眼眼底血管及结构大致正常。角膜映光：L/R 15°。交替遮盖：右眼下到中，左眼上到中。主导眼：右眼。眼球运动：左眼下斜肌亢进。Bieschowsky 试验左侧阳性。眼部检查结果见九方位图（图 11-1）。九方位三棱镜（斜视度）检查法（33 cm）详见表 11-1。

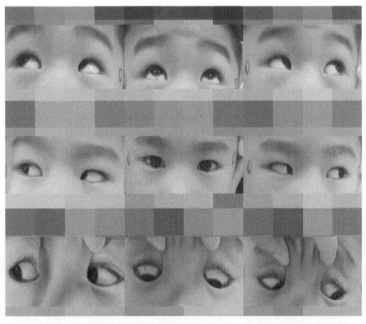

图 11-1　患儿第 1 次眼部手术前，左眼下斜肌亢进

表 11-1 九方位三棱镜（斜视度）

REF		
L/R35△	L/R30△	L/R25△
L/R25△	L/R25△	L/R25△
L/R25△	L/R25△	L/R25△
LEF		
L/R35△	L/R35△	L/R30△
L/R30△	L/R30△	L/R30△
L/R30△	L/R30△	L/R30△

RL

辅助检查 血常规、尿常规、生化全套、凝血功能等检查均未见明显异常。心电图、胸片检查未见明显异常。

【诊断】

左眼上斜肌麻痹。

诊断思路：患儿自由体位头向右肩倾斜，查体可见左眼上斜肌麻痹，Bieschowsky 试验左侧阳性。

【鉴别诊断】

抗上转综合征：该病患儿也可表现为歪头，一眼为低位眼。但多发生于斜视术后或外伤后，斜视手术眼或外伤眼处于低位，上转受限，与本例患儿不符。

【治疗方案】

手术方式：左眼下斜肌减弱联合右眼下直肌减弱术。

考虑目前患儿垂直斜视度较大,术中牵拉试验示下斜肌亢进,故手术设计方案为:左眼下斜肌去神经联合右眼下直肌后徙 2 mm。

　　术后专科检查:术后第 1 天头位基本消失。角膜映光检查 R/L 5°。交替遮盖:右眼上到中,左眼下到中。双眼向各个方向运动基本到位。

　　术后 1 个月复查,患儿头向左肩倾,双眼视力同前,角膜映光检查 R/L 10°。交替遮盖,右眼上到中,左眼下到中。给予右眼底向下 5$^\triangle$、左眼底向上 4$^\triangle$三棱镜矫正治疗,观察患儿病情变化。

　　术后 3 个月复查,患儿头向左肩倾斜,戴镜后头位改善不明显,角膜映光检查 R/L 10°。交替遮盖:右眼上到中,左眼下到中。双眼运动见九方位图(图 11-2)。故再次手术给予右眼下直肌截除 4 mm 后复位于原肌止端。术后复查映光基本正位,R/L 5$^\triangle$,眼球运动基本到位(图 11-3)。手术效果理想。

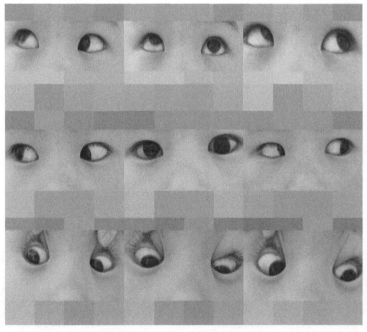

图 11-2　患儿第一次眼部手术后 3 个月,右眼明显高于左眼,下转明显落后

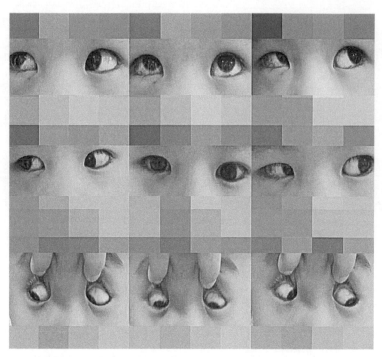

图 11-3　患儿再次眼部手术后 1 周复查，眼位恢复好

病例分析

上斜肌麻痹是临床上较常见的一类垂直斜视，大多伴有下斜肌亢进。可单眼或双眼发病，多伴有代偿头位。上斜肌麻痹会破坏患儿的双眼视，影响患儿的颈部、胸椎、脊椎等部位发育，故通过手术治疗是目前最佳的治疗方案。

上斜肌麻痹可为先天性和后天获得性。大多数孤立的上斜肌麻痹（即使在成年期发病）是先天性的，后天获得性上斜肌麻痹主要病因为外伤和微血管病变。Parks 三步法是临床上常用来诊断上斜肌麻痹的方法。

1981 年 Knapp 根据眼位的分离方向，将上斜肌麻痹分为

6 种类型。Ⅰ型最大分离眼位在对侧上方；Ⅱ型最大分离眼位在对侧下方；Ⅲ型最大分离眼位在整个对侧；Ⅳ型最大分离眼位在对侧和下方，呈反"L"形；Ⅴ型最大注视位在下方；Ⅵ型为外伤后上斜肌麻痹同时合并上斜肌松弛受限。同时 Knapp 给出了不同分型的不同手术方法。Ⅰ型主要减弱拮抗肌即同侧下斜肌。Ⅱ型为上斜肌折叠或配偶肌即对侧下直肌的减弱。Ⅲ型患儿，垂直斜视度≤ 25$^{\triangle}$，行上斜肌折叠，或下斜肌减弱。垂直斜视度＞ 25$^{\triangle}$，行上斜肌折叠联合下斜肌减弱，或上斜肌折叠联合配偶肌下直肌减弱。Ⅳ型患儿的处理更为复杂，对于垂直斜视的矫正，手术方式的选择与Ⅲ型一样。Ⅴ型患儿可以行麻痹肌上斜肌折叠联合对侧眼上斜肌断腱，或水平直肌转位至下直肌。Ⅵ型患儿一期手术主要解除限制，择期行二次手术。

病例点评

上斜肌麻痹患儿就诊时多主诉为歪头视物，存在明显头位（常偏向低位眼），部分患儿可向相反方向倾斜以消除复视。应与肌性斜颈相鉴别。上斜肌麻痹最简单的辨别方法就是单眼遮盖后，观察头位是否改善，如果有改善则考虑眼性斜颈可能性大。

结合本例患儿的眼球运动、牵拉试验、九方位斜视度检查等，发现患儿有明显的下斜肌亢进，最大分离眼位在右上方，属于 Knapp 分型中的Ⅰ型，故考虑减弱下斜肌。而该患儿第一眼位垂直斜视度高达 25$^{\triangle}$，仅减弱下斜肌并不能完全解决第一眼位垂直斜视度，故手术设计通过减弱下斜肌联合减弱配偶肌及对侧眼下直肌改善眼位。

下直肌后徙手术方式，应引起术者的足够重视。由于下直肌在解剖上与下睑联系密切，行下直肌后徙术会引起睑裂大小改变，容易导致下睑退缩，因此术中须注意动作轻柔，并充分分离下直肌。行下直肌后徙手术的患儿，应注意严格把控后徙量，避免眼位反转。本例患儿下直肌后徙 2 mm 即出现了眼位反转及头位反转情况。故对于下直肌后徙术，手术经验不够丰富的年轻医师，应慎重选择。该患儿二次手术为行下直肌切除 4 mm 后下直肌复位。二次手术后，眼位比较稳定，手术效果较为理想。

通过此患儿的三次手术，我们应该足够重眼性斜颈患儿的鉴别诊断，以避免误诊。同时注意手术方式的选择，避免头位及眼位反转，尽量避免再次手术。

参考文献

1. YANG H K, KIM J H, HWANG J M. Congenital superior oblique palsy and trochlear nerve absence：a clinical and radiological study. Ophthalmology，2012，119（1）：170-177.

2. LAU F H S, FAN D S P, SUN K K W, et al. Residula torticollis in patients after strabismus surgery for congenital superior oblique palsy. Br J Ophthalmol，2009，93（12）：1616-1619.

3. BAGHERI A, FALLAHI M R, ABRISHAMI M, et al. Clinical features and outcomes of treatment of fourth nerve palsy. J Ophthalmic Vis Res，2010，5（1）：27-31.

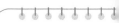

4. KNAPP P. Classification and treatment of superior oblique palsy. Am Orthopt J, 1974, 24: 18-22.

5. VON NOORDEN G K, MURRAY E, WANG S Y. Superior oblique paralysis, a review of 270 cases. Arch Ophthalmol, 1986, 104（12）: 1771-1776.

病例 12
Mobius 综合征

病历简介

【主诉】

患儿，女，2 岁，因"生后左侧面瘫，右眼内斜视"就诊。

【现病史】

患儿自生后出现左侧面部无表情，左侧肢体小，右眼内斜。自发病以来病情无明显变化。为求进一步诊治就诊于我院。门诊以"Mobius 综合征"收入院。

【既往史】

自发病以来一般情况可。母孕期无感染病史，足月剖腹产，否认外伤史、手术史、输血史。否认过敏史，否认家族遗传病史。

【检查】

体格检查 患儿左眼面瘫，左侧不能咧嘴，左侧肢体较对侧发育小。发育落后于同龄儿，生命体征平稳，心、肺、腹部检查均未见明显异常。患儿不能配合视力检查，阿托品散瞳验光提示：右眼 −5.00 DS +3.00 DC × 80°，左眼 −3.00 DS +3.00 DC × 10°。双眼眼压：10 mmHg。双眼睑大致正常，结膜无充血，角膜清，前房深，瞳孔圆形，晶状体透明，眼底视网膜未见明显异常。角膜映光检查：左眼注视，右眼内斜约 +10°。三棱镜加遮盖检查：左眼注视右眼 +20$^{\triangle}$。眼球运动，双眼上转、下转及内转可到位，双眼外转不过中线。

辅助检查 血常规、尿常规、生化全套、凝血功能等检查均未见明显异常。心电图、胸片检查未见明显异常。

【诊断】

Mobius 综合征。

诊断思路：患儿出生后即出现内斜，不能外转，左侧面瘫，左侧肢体小，符合该疾病临床表现，故诊断明确。

【鉴别诊断】

1. 眼外肌纤维化综合征：该病患儿表现为出生后即发现外斜视，多伴双眼上睑下垂，面部发育异常等表现。本例患儿无上睑下垂，且为内斜视。故不考虑该诊断。

2. Daune 眼球后退综合征：该病也具有眼球外展功能障碍，但具有内转时睑裂小、眼球后退、外转时睑裂开大的表

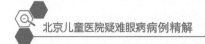

现。故不考虑该诊断。

3. 先天性内斜视：该病患儿出生后 6 个月内即发现内斜视，眼球运动检查无明显外展受限，可予鉴别。

【治疗方案】

根据本例患儿症状，拟行眼部手术治疗，手术方案为右眼内直肌后退 5 mm。

术中行被动牵拉试验，可见双眼外转明显受限，右眼受限大于左眼，考虑与患儿长时间内斜视、内直肌挛缩有关。

术后患儿第一眼位映光正位，家长满意。

病例分析

Mobius 综合征是一种罕见的先天性发育异常。常见临床表现为双侧或单侧面瘫（第Ⅶ对颅神经），大多数存在明显内斜视、眼球外转运动受限（第Ⅵ对颅神经）、双眼闭合不全等。其他颅脑神经也可受累。常合并舌下神经麻痹而致舌活动受限、三叉神经运动根受损而致咀嚼无力等，同时可伴有颅面部、四肢、骨骼等发育异常，可合并多指、趾畸形，同时伴随智力发育迟缓。

Mobius 综合征发病原因不明，多为散发病例，极少数有家族史。有遗传因素，基因位点为 13q12.2-13，也有常染色体显性、隐性遗传或 X 连锁隐性遗传的报道。学者对其病因的推测不一。有学者认为与妊娠 4 ~ 6 周时，胎儿受宫内感染、放射线、中毒、缺氧性损伤有关，也有报道胎儿在宫内暴露于米索前列醇而导致。

Mobius 综合征患儿多因内斜视就诊于眼科。常见临床表现为双眼外转不过中线，垂直运动多正常；注视右侧物体时，使用内转位的左眼注视，注视左侧物体时，使用已经固定在内转位的右眼，由于长时间内斜位，可继发内直肌挛缩、纤维化，双眼可固定于内斜位。Bell 现象多存在。

Mobius 综合征无明显有效的治疗办法。非手术治疗包括：矫正屈光不正，积极治疗弱视。斜视手术指征包括：在第一眼位时有斜视，异常头位，内转时患眼出现明显的上射或下射。Mobius 综合征手术效果欠佳，当内直肌后徙松弛后异常集合运动可以得到一定改善。内斜视可根据情况行内直肌后徙，内直肌后徙联合外直肌截除、肌肉移位等方法来矫正第一眼位。有面神经受累患儿，需观察有无角膜暴露，并给予治疗。

📋 病例点评

大多 Mobius 综合征患儿自幼发病，长期内斜视，如对该疾病特点认识不足，极易与先天性内斜视发生混淆。先天性内斜视患儿娃娃头试验外转无明显受限，应完善颅脑肌眼眶 MRI 检查，典型的 MRI 检查可提示面神经及展神经缺如。

Mobius 综合征患儿由于长期内斜视，极易继发内直肌挛缩，给手术造成不便。特别是年龄小、眼球内陷者更甚。由于肌止端处巩膜薄，为暴露术野，用力向颞侧提拉内直肌时，须谨慎处理，避免撕裂巩膜。内直肌固定巩膜时，为避开鼻梁的阻碍，可采取平行于肌止端进针，以防止穿通巩膜。

合并全身、其他部位异常的患儿，应注重多学科会诊，全面治疗。

参考文献

1. 梁小琼，孔令缓. Mobius 综合征一例及文献复习. 中国斜视与小儿眼科杂志，1996，3：45-46.

2. 杨培丽，张云鹤，祝鑫瑜. Mobius 综合征 1 例. 武警医学，2018，29（10）：974-976.

病例 13
结膜下猪囊尾蚴病

病历简介

【主诉】

患儿，女，8 岁，主因"左眼皮肿 1 个月"就诊。

【现病史】

患儿 1 个月前无诱因出现左眼睑外上方肿胀隆起，无疼痛及其他不适症状，无外伤史及发热病史。发病以来未见明显变化。

【既往史】

既往体健，足月顺产第 1 胎，母孕期体健。

笔记

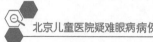

【个人史】

患儿生活地为牧区，所食猪肉来源为私人屠宰场，缺乏检疫保障。

【检查】

体格检查　视力：双眼 1.0。眼压：右眼 15 mmHg，左眼 14 mmHg。左眼球略显突出，眼睑皮肤无红肿，触诊无压痛。眼位正（图 13-1）。眼球各向运动无受限，翻开上眼睑可见颞上方近泪腺窝穹窿结膜下黄白色肿物，约花生仁大小，质中硬，周围结膜充血，活动度小，表面光滑（图 13-2）。裂隙灯显微镜下见左眼角膜透明，角膜后沉着物（－），前房中度深，房水闪光（－）。虹膜色正纹理清晰，瞳孔圆，直径 3 mm，对光反应（＋），晶状体透明。右眼外眼及眼前段均未见异常。眼底：双眼视盘色正，边界清，视网膜在位色正，血管走行未见异常，黄斑光反射（＋）。眼球突出度测量：右眼 14 mm，左眼 16 mm。

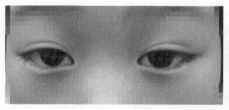
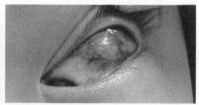

图 13-1　术前外观　　　　图 13-2　左眼上穹窿结膜下占位

辅助检查　血常规未见异常。CT：左侧泪腺窝处囊性占位，内有低密度区，其内又见高密度结节影，诊断为左泪腺窝占位（图 13-3）。

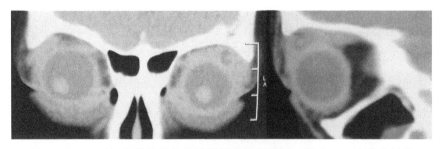

图 13-3　CT 平扫冠状位及矢状位显示肿物呈囊性，其内又见高密度结节

【诊断】

1. 左上穹窿结膜下肿物性质待查。

2. 结膜下猪囊尾蚴病？

诊断思路：患儿来自牧区，日常所食猪肉来源于私人屠宰场，无正规检疫保障。肿物呈明显囊性感，CT 所见肿物呈囊性，内有低密度区，低密度区内又见高信号结节影，故高度怀疑此病。

【鉴别诊断】

1. 淋巴瘤：淋巴瘤在我国发病率不高，常发生于青壮年，主要临床表现为无痛性淋巴结肿大及肝脾肿大。

2. 炎性假瘤：炎性假瘤可以发生于任何年龄，亦可发生于眼眶的任何部位，典型临床表现为眼部疼痛、眼睑肿胀、结膜充血水肿、眼球突出等，鉴别需要通过病理诊断。

【治疗方案】

拟行手术切除肿物，依据病理检查完成最终确诊。

1. 手术方式：全麻下行左眼上穹窿结膜下肿物切除术，采用上穹窿结膜水平切口，钝性分离肿物并切除。

2. 手术所见：术中见肿物位于眼球筋膜囊下巩膜表面，白色，纤维囊壁较薄；囊壁破裂，大量黄白色脓性溢液伴随一灰白色半透明囊泡流出，囊泡大小约 8 mm×5 mm×5 mm，薄壁，内可见白色结节（图 13-4），将囊泡完整取出送病理科。

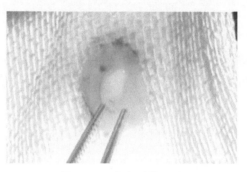

图 13-4　术中肿物外观

3. 术后随访：随访观察至术后 3 个月。患儿左眼睑消肿，上穹窿结膜伤口愈合，局部充血消退，留有轻度瘢痕。患儿无任何全身异常症状，全身检查未见皮下结节，粪便未检出虫卵，头颅 CT 未查见颅内病变。

4. 病理报告：①死虫体的表皮层；②纤维组织中见大量淋巴、浆细胞，少数中性、嗜酸细胞聚集，血管扩张（图 13-5）。

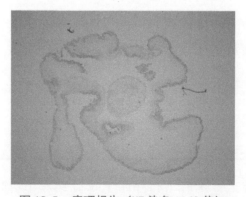

图 13-5　病理报告（HE 染色 ×40 倍）

📋 病例分析

　　眼猪囊尾蚴病按寄生部位可分为眼内和眶内两类，前者比较多见，在屈光间质清晰的情况下，可以在检眼镜检查下直接确诊；而后者较少见，位于上穹窿结膜下者更少。以往报道多见于下穹窿结膜近内眦或外眦处结膜下，或位于距角膜缘 3 ~ 5 mm 左右球结膜下，而位于上穹窿结膜下者国内尚未见有报道。之所以眼猪囊尾蚴病发生较多，要从本病的感染方式分析，此病感染方式分为：①内在自体感染；②外在自体感染；③异体感染。其中以内在自体感染最为常见。当人食用被虫卵污染的食物时，虫卵可从视神经周围穿过巩膜进入脉络膜。由于分支多，血流量大，虫体易随血流进入脉络膜，在视网膜下发育生长，达到一定程度后穿破视网膜进入玻璃体，所以寄生眼部者以视网膜下和玻璃体内为最多。

　　球结膜下猪囊尾蚴主要是通过血循环经上睑周围动脉，再经结膜后动脉到达球结膜下，因结膜下猪囊尾蚴局部无充血、无水肿，触及无压痛，活动度较好，不影响视力，故易造成误诊。由于猪囊尾蚴和囊内渗出液常引起免疫性炎症反应、肉芽增生、纤维形成、细胞浸润，最后形成瘢痕肿块与邻接组织粘连，故眼眶猪囊尾蚴病中常有眼球突出、眼睑红肿、结膜水肿及眼球运动受限等表现，常被误诊为结膜炎、巩膜炎、翼状胬肉、假性胬肉等。

　　曾有报道将结膜下猪囊尾蚴病误诊为浅层巩膜炎者并给予局部皮质类固醇结膜下注射治疗的个例，笔者认为这是非常危险的，因为一旦注射器刺破纤维包囊，囊内虫体炎性渗液和

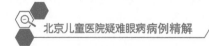

免疫物质就会渗入眼球周围组织引起更严重的炎症反应。

病例点评

关于**眼猪囊尾蚴病的诊断**：结合本病例，因为考虑到患儿来自牧区，所食猪肉系私人屠宰，没有严格检疫措施。又因CT平扫可见肿物呈囊性，内有低密度区，低密度区内又见高信号结节影，故高度怀疑此病。只因病变所在部位在上穹窿结膜下近泪腺窝处，不是此病好发部位故难以确诊。最终经手术取得囊性肿物病理确诊此病。

总结这个病例，我们认为此病在术前诊断中最关键的两个方面是：①详细的病史采集：患儿来自此病的高发地区，食用猪肉缺少正规的检疫过程或食生猪肉和不熟的猪肉是其可能的患病根源；②CT检查影像所见符合此病特征：故我们需要强调病史采集和影像学检查在眼眶占位性病变诊断中的重要性，同时也提醒我们疾病发生固然多数是符合规律的，但当疾病出现在非常规的部位时就需要根据更多的临床资料综合分析得出判断。

必须了解的是：猪囊尾蚴病（即猪囊虫病）是可以发生于全身各部位的，其多发生于脑、肌肉和皮下组织，眼部的猪囊虫病属于偶发，约占全身囊虫病的5%。当明确诊断眼猪囊虫病并妥善治疗后，并不代表治疗终结，更需要做一些全身重点部位的检查以排除其他部位囊虫病的存在，如对皮下组织的触诊检查，便常规镜检绦虫节片或虫卵，颅脑CT排除脑囊虫病等。

笔记

参考文献

1. 赵堪兴，杨培增. 眼科学. 7 版. 北京：人民卫生出版社，2008：190-191.

2. 任高英，何守志，张卯年，等. 眶内猪囊尾蚴病 3 例. 实用眼科杂志，1992，12：755.

3. 史大鹏. 眼囊尾蚴病的影像学诊断分析. 中华眼科杂志，2000，1：56-58.

4. 刘家琦. 眼豚囊虫病. 中华眼科杂志，1954. 4：426-431.

5. 高黉献. 眼部豚囊虫症 26 例统计分析报告. 中华眼科杂志，1965，12：65-68.

6. 段直光. 眼猪囊尾蚴病的眼部损害 24 例临床分析. 大理医学院学报，1997，2：13-16.

7. 史百芳. 眼穹窿部结膜下猪囊尾蚴病一例报告. 上海第二医科大学学报，1994，1：31.

笔记

病例 14
先天性白内障

病历简介

【主诉】

患儿，女，8岁9个月，主因"发现双眼视物近3年"就诊。

【现病史】

患儿于3年前发现双眼视物近，起初家长未在意。2016年7月因发现视力差，在当地医院行裂隙灯检查，诊断为：双眼先天性白内障；建议上级医院手术治疗。遂来我院眼科门诊就诊，发现双眼晶体皮质混浊，诊断为"双眼先天性白内障"，为进一步治疗，收入我院。

笔记

【既往史】

患儿无既往病史，无不良嗜好；否认手术史、外伤史、输血史。否认肝炎、结核等传染病密切接触史，否认食物、药物过敏史。

【个人史】

第 1 胎第 1 产，足月顺产，生长发育同正常同龄儿，3 个月会翻身，6 个月会坐，1 岁能行走。

母孕期相关检查无明显异常，否认宫内感染史。父母健康，非近亲结婚，否认家族中有传染性疾病。患儿母亲及姥姥有白内障及手术史。

【辅助检查】

体格检查　视力：右眼 0.04，左眼 0.02。角膜映光检查（33 cm）：右眼注视左眼 –20°。双眼球运动不受限制。眼压：右眼 15 mmHg，左眼 18 mmHg。双眼角膜清，双眼前房存在，房水清亮，瞳孔圆，对光反射（＋），双眼晶状体皮质核性混浊。双眼底不入。

辅助检查　验光检影失败；裂隙灯可见晶体皮质全混；无明显全身疾病；眼部彩超检查未见明显眼内病变，未见明显眼轴增长（图 14-1 ~ 图 14-6）。

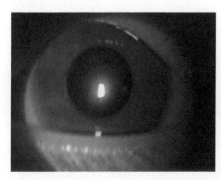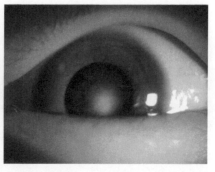

图 14-1　术前裂隙灯照相

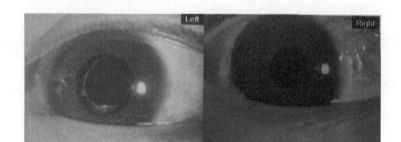

图 14-2　术后裂隙灯照相

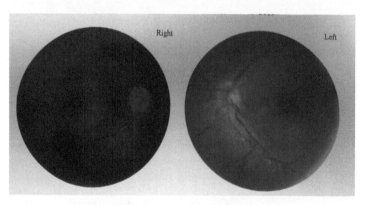

图 14-3　术后眼底照相

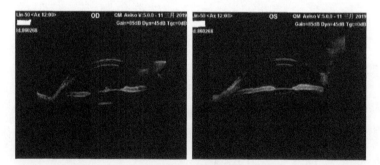

图 14-5　眼彩超

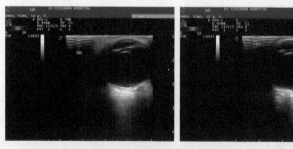

图 14-6　UBM

【诊断】

双眼先天性白内障。

【鉴别诊断】

1.高度近视：也可表现为视物近，但散瞳验光可见高度近视，无晶状体混浊，故不考虑该诊断。

2.高度远视：也可表现为视物近，但散瞳验光可见高度远视，无晶状体混浊，故不考虑该诊断。

3.早产儿视网膜病变：可发生于体重低的早产儿。吸入高浓度的氧气可能是其致病原因。本例患儿足月顺产。故不考虑。

4.永存增生原始玻璃体：该病患儿多为单眼患病，患眼眼球小，可伴晶状体混浊，晶体后有血管纤维膜，眼彩超可见玻璃体腔异常回声及血流信号。本例患儿眼彩超未见明显异常，故不考虑。

5.其他应鉴别的疾病包括：先天性青光眼，眼底病等。

【治疗原则】

1.对造成瞳孔区遮挡的白内障，经视功能评估具备基本视觉能力的病例应及早手术摘除白内障。为防止术后再发生后发性白内障，还应该同期做晶体后囊切开及前部玻璃体切除术。

2.确定有严重的眼底、视神经发育异常，主、客观检查不能确定有光机能，合并严重小眼球，合并眼内活动性疾病等情况时不宜手术。

3.术后需要及时验光配镜，配戴框架眼镜或角膜接触镜矫

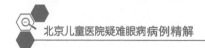

正。以矫正术后屈光不正，进行弱视训练，提高视力。验光要每半年到 1 年进行 1 次，及时调整眼镜度数，以适应眼球发育带来的屈光变化。

4. 对单眼白内障或双眼白内障术后两眼视力相差悬殊的病例，还要进行遮盖，红闪训练、光刷训练等弱视治疗。

5. 根据病情同期或 II 期植入人工晶体。

【治疗方案】

入院后完善术前检查，拟在全麻下行左眼白内障摘除＋人工晶体植入术，术中行左眼前部玻璃体切术，并植入豪雅 PC-60R 28D 人工晶体，手术顺利。术后 1 周再次在全麻下行右眼白内障摘除＋人工晶体植入术，术中行右眼前部玻璃体切术，并植入豪雅 PC-60R 30D 人工晶体。手术顺利。

出院查体　裸眼视力：右眼 0.08，左眼 0.1。矫正视力：右眼 0.16，左眼 0.2。显然验光：R –1.50 DS +3.0 DC × 100° L –2.75 DC × 10°。角膜映光检查（右眼注视）：左眼 –20°。眼压：右眼 14 mmHg，左眼 16 mmHg。双眼球结膜轻度充血，双眼角膜清，双眼前房存，房水清亮，瞳孔圆，对光反射（＋），双眼人工晶体在位。双眼底：双眼视盘界清，双眼 C/D＝0.3 双眼后极部视网膜略呈豹纹状。

病例分析

对视物近的患儿进行问诊时，应重点关注发生的时间、是否有视力的检查。最常见的病因有高度近视、远视、散光及弱视等，白内障、青光眼及眼底病相对少见。其中，先天性白内障、青光眼严重的患儿须及时处理，否则预后视力差，眼部的常规检查可明确诊断，须引起足够的重视。病史询问思路具体如表 14-1。

表 14-1 病史询问思路

1. 发现视物近有多久？
2. 有无外院检查结果：视力？验光结果？眼底检查？
3. 视力情况：是否曾经查过视力？是否曾经戴镜？
4. 是否曾经验光？
5. 伴随症状：有无黑眼球增大？是否曾经眼红？眼疼？有无其他眼病？是否有畏光？夜盲？
6. 诊疗经过：是否曾于外院就诊？所做检查？检查结果？是否曾应用药物或手术治疗？治疗效果如何？
7. 一般情况：精神、食欲、睡眠、二便如何？
8. 既往史及家族史：眼部有无外伤史？有无全身性疾病（如糖尿病、肾病等）？母孕期间有无感染病史？家中是否还有其他视力不好的人？视力不好的原因？

　　先天性白内障大约有 1/3 的病例有遗传因素，最常见的为常染色体显性遗传，有的表现为不规则的隔代遗传；隐性遗传多与近亲婚配有关。非遗传性白内障是在胚胎发育过程中由于局部或全身障碍引起的晶状体混浊；孕期胎儿宫内病毒感染，尤其是近年来由于早孕期感染风疹病毒致 Torch 综合征引起的白内障高发病率已得到高度重视。发生在妊娠 2 月内风疹病毒感染所致的白内障发病率可达 100%。营养不良及代谢障碍是儿童白内障的另一主要原因，如母体妊娠期糖尿病、甲亢、贫血、低钙、低维生素 A、晚期缺氧等，以及新生儿代谢紊乱如低血糖、甲状旁腺功能低、半乳糖血症等，需要除外半乳糖血症、同型胱氨酸尿症，一些理化因素也是病因之一，如

出生后因各种危重疾病长时间吸入高压氧、接触放射线等。

【先天性白内障的临床表现】

1. 症状　婴幼儿白内障主要症状为白瞳症。新生儿出生后瞳孔区有白色反射称为白瞳症，其中最常见的即是先天性白内障，不完全性白内障则常常以视力低下、畏光、斜视、眼球震颤等异常就诊。

2. 体征　①视功能检查可见不同程度的视力下降，但应具备光照反应。6个月以上的患儿可行视动性眼震或者 Teller 卡检查，对于能够配合的患儿可行视力表检查。②晶体呈各种形态的混浊，有全白内障、核性白内障、绕核性白内障、前极白内障、后极白内障、花冠状白内障、缝性白内障、点状白内障等。③可继发斜视、眼球震颤。④可并发眼部其他先天异常，如小眼球小角膜、无虹膜、永存增生原始玻璃体、视网膜脉络膜病变、角膜白斑等。

3. 分型　先天性白内障除可分为完全性和不完全性两种外，又可分为核性、皮质性、膜性白内障。由于混浊的部位、形态和程度不同，因此视力障碍不同。常见的有：①核性白内障视力障碍明显。多为双眼患病。②绕核性白内障（板层白内障）视力影响不大。③前极白内障如视力无明显影响，可散瞳治疗，轻度也可不治疗，需严密观察。④后极白内障后极部的混浊对视力有一定的影响，轻度可散瞳治疗，对视力影响明显者，需要手术。⑤全白内障晶状体全部或近于全部混浊，也可以是在出生后逐渐发展，其视力障碍明显，多为双侧性。

4. 检查　视功能检查及影像学检查排除眼球后节并发异常，对决定是否需要手术治疗至关重要。必要时可行实验室检查，排除代谢性疾病。

5. 鉴别诊断 ①早产儿视网膜病变发生于体重低的早产儿，吸入高浓度的氧气可能是其致病原因。多双眼发病。②永存增生原始玻璃体的患儿为足月顺产，多为单眼患病，患眼眼球小，前房浅，晶体比较小，睫状突很长，可以达到晶体的后极部，晶体后有血管纤维膜，其血管丰富。后极部晶体混浊，虹膜 - 晶体隔向前推移。③ Peter 异常（peter anomaly）为一系列异常，包括角膜中央、虹膜及晶状体。与 Axenfeld-Rieger 综合征有某些相似，曾同被包括在同一发育异常的分类中，但这两种病的发育异常不同。其多为双眼发病，少数为单眼，在晶体后有白色的斑块，眼球变小，眼压降低，其发病原因是在胚胎发育的最后 3 个月，在子宫内受到母亲感染的影响或是出生后新生儿期眼内炎造成的。④视网膜母细胞瘤是儿童期最常见的眼内恶性肿瘤，多发生在 2 ~ 3 岁以前，也可发病很早，可见白瞳孔。由于肿瘤是乳白色或黄白色，当其生长到一定大时，进入眼内的光线即反射成黄白色。⑤外层渗出性视网膜病变的患儿视网膜有白黄色病变，轻度隆起，表面有新生血管和微血管瘤，毛细血管扩张呈粟粒状，严重者因视网膜广泛脱离而呈现白瞳孔反射。⑥视网膜发育不良的患儿为足月顺产、眼球小、前房很浅、晶体后有白色的组织团块而呈白瞳孔。常合并大脑发育不良、先天性心脏病、腭裂和多指畸形。⑦先天性弓形虫病近年来在我国已有报道。其特点是反复发生的眼内炎症，最后遗留脉络膜视网膜的色素性瘢痕，病灶多见于黄斑区，因而有白瞳孔的表现。并可有肝脾肿大、黄疸、脑积水和脑钙化。⑧弓首线虫病患儿的眼底有肉芽肿形

笔记

成，临床分为 2 种类型，一是无活动炎症的后极部局限性脉络膜视网膜肉芽肿；另一个是有明显炎症的玻璃体混浊。二者均可致白瞳孔反射。患儿有动物（猫、狗）接触史。⑨其他少见的白瞳症还有 Norrie 病、眼底后极部缺损、玻璃体出血机化、严重的视网膜胶质增生等。

病例点评

先天性白内障是指出生前后即存在或出生后 1 年内才逐渐形成的先天遗传或发育障碍的白内障，是一种较常见的儿童眼病，已成为儿童失明和弱视的主要原因之一。各种造成胎儿期晶状体纤维分化缺乏或晶状体发育异常的因素都可导致先天性白内障，其包括遗传相关因素及胚胎期晶状体发育异常等。先天性白内障的发病率约为 4‰，是儿童致盲的主要原因，占盲童总数的 10% ~ 38%，我国多省份的调查显示 0 ~ 6 岁儿童视力损伤的发生率为 1.1‰，其中先天性白内障占其 14.1%。由此可见，先天性白内障患儿在视力损伤儿童中基数还是很大的。

研究表明，人类的视觉发育关键期在生后 12 周以内，这个时期内产生的形觉剥夺可能严重影响视觉发育，所以先天性白内障造成的形觉剥夺若不能及时发现及治疗，就可能造成永久性的视力损害。

先天性白内障受患儿人群特点的影响，早期确诊率及手术治疗率并不高。对于不追光、不追物、视力差的婴幼儿要引起高度重视。而先天性白内障往往合并家族史和全身性疾病，需要进行遗传代谢方面的考虑。

1. 先天性白内障合并其他系统的畸形，这些患儿有可能是染色体病，因此要完成染色体核型分析和分带检查。

2. 糖尿病、新生儿低血糖症应查血糖、尿糖和酮体。

3. 肾病合并先天性白内障应查尿常规和尿氨基酸，以确诊是否 Lowe 综合征、AIport 综合征等。

4. 苯丙酮尿症的尿苯丙酮酸检查阳性、尿的氯化铁试验阳性。

5. 甲状旁腺功能低下，其血清钙降低，血清磷升高，有低钙性白内障发生可能。

6. 半乳糖血症除了进行半乳糖尿的筛选以外，应查半乳糖 -1- 磷酸尿苷转移酶和半乳糖激酶检测。

7. 同型胱氨酸尿症应做同型胱氨酸尿的定性检查，氢硼化钠试验阳性可以确诊本病。

8. 氨基酸测定应用氨基酸自动分析仪测定血氨基酸水平，可以诊断某些代谢病合并先天性白内障，如同型胱氨酸尿症、酪氨酸血症。

9. 风疹综合征可在母亲感染风疹病毒后，取急性期或恢复期血清，测血清抗体滴度进行检查。

因此对先天性白内障需要进行早期诊断及治疗，尽最大可能提高患儿视力。

参考文献

1. 刘家琦，李凤鸣 . 实用眼科学 . 北京：人民卫生出版社，2010：323-325.

2. 李凤鸣 . 眼科全书 . 北京：人民卫生出版社，1996：1606.

3. WILSON M E, PANDEY S K, THAKUR J. Paediatric cataract blindness in the

developing world: surgical techniques and intraocular lenses in the new millennium. Br J Ophthalmol, 2003, 87（1）: 14-19.

4. 陈伟蓉，陈卉，林浩添. 先天性白内障治疗现状及展望. 中华眼视光学与视觉科学杂志, 2018, 20（1）: 1-13.

5. 傅培，杨柳，薄绍晔，等. 全国0～6岁儿童视力残疾抽样调查. 中华医学杂志, 2004, 84（18）: 1545-1548.

6. 陈莹，李元彬. 先天性白内障治疗新进展. 山东大学耳鼻喉眼学报. 2019, 33（2）: 143-148.

病例 15
儿童重症眶蜂窝织炎诊治分析

病历简介

【主诉】

左眼及颜面部红肿、皮肤破溃 4 天，加重伴呕吐、精神萎靡 3 小时。

【现病史】

患儿于住院前 4 天出现左眼及颜面部红肿，逐渐加重，并伴有体温增高，最高达 38.5℃，口服退热药物可以暂时降温，但 2 小时后随即升高。

家长自行给予口服头孢类药物，颜面部红肿不能改善，

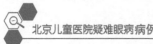

后在当地医院给予静脉输注抗感染药对症治疗（具体药物不详），效果不显著；体温上升，最高至39.4℃，退热药不能控制。

入院前12小时家长发现患儿左眼及颜面部红肿明显加重，局部皮肤出现黑色沉着，并且有破溃、流脓，呈进行性加重，伴有恶心、呕吐，为胃内容物，非喷射样，次数较多，次量不等，大便为黄色稀便，每日10余次，次量不等。入院前3小时患儿精神萎靡，反应差，家长手测体温不高，无抽搐，无昏迷等。为进一步治疗来我院就诊，急诊查便常规隐血试验阳性，轮状病毒阴性，以"感染性休克"收入院。

患儿近1日精神、反应欠佳，睡眠偏多，食欲欠佳，尿量偏少，末次尿时间为入院前3小时。

【既往史】

既往体健，否认手术史、外伤史、输血史，否认过敏史，否认家族遗传史，否认活禽接触史。

【检查】

体格检查　体温36.8℃，脉搏138次/分，呼吸40次/分，血压60/32 mmHg。急性面容，嗜睡状态，呼吸急促，精神反应差，对答不好。四肢肌张力正常，双侧膝腱反射正常，四肢末梢皮肤花白。颜面部肿胀，左眼上下睑及左颜面部明显，皮温略高，左眼侧面颊可见大小不等皮肤破溃，局部结痂，局部皮肤呈黑灰色，其上未见脓性分泌物。左眼内眦有大小约2 cm×1 cm皮肤破溃，愈合欠佳，周边肿胀区无明显波动感。双眼可见较多脓性分泌物。双眼睑球结膜充血、水肿，角膜透明，双侧瞳孔等大等圆，对光反射灵敏。双眼紧闭拒绝睁眼，视力以及眼球运动无法评估。小瞳孔眼底检查：双眼视盘颜色大致正常，C/D=0.2，黄斑反光弥漫，视网膜可见范围血管走行正常，静脉轻度迂曲（图 15-1）。

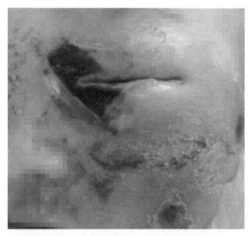

图 15-1　发病第 6 天，住院第 2 天

辅助检查

1. 血常规 +CRP 示：白细胞计数为 21.2×10^9/L（参考值 4.00 ~ 10.00），中性粒细胞绝对值 8.7×10^9/L（参考值 0.72 ~ 4.6），CRP 141 mg/L（参考值 0.00 ~ 8.00），红细胞沉降率 40 mm/h（参考值 0 ~ 15）。考虑急性感染性炎症可能性大。

2. 药敏、细菌培养：血培养示无菌生长，脑脊液培养及药敏结果显示无菌生长，痰培养药敏试验示无致病菌生长，尿培养及药敏结果显示无菌生长；便培养及药敏试验结果无志贺氏、沙门氏菌生长；眼分泌物培养可见革兰氏阳性球菌；涂片抗酸染色结果未见抗酸杆菌 /300 视野，墨汁染色结果涂片未见新型隐球菌；淋巴性细胞培养 + 干扰素测定（A+B）结果显示：在外周血中未检测到释放 r- 干扰素的特异性淋巴细胞。

3. 病理：术中清创后病理检查结果显示急性化脓性炎症，镜下大部分为坏死组织，余组织为纤维、肌肉及脂肪组织，其内可见大量中性粒细胞，少量淋巴细胞，可见管壁血管，伴管壁玻璃样变性；坏死组织内特殊染色可见革兰氏阳性菌。

4. 眼眶 CT 影像（图 15-2）：双侧泪囊增大，视神经、眼外肌无增粗，眶壁骨质结构完整，鼻根部、左侧眼眶及右眼眶局部软组织影增厚，边缘欠光滑。双侧上颌窦、蝶窦及左侧筛窦内可见高密度影。提示鼻根部、双侧眼眶周围组织影增厚，考虑感染，双侧泪囊增大，副鼻窦炎改变。

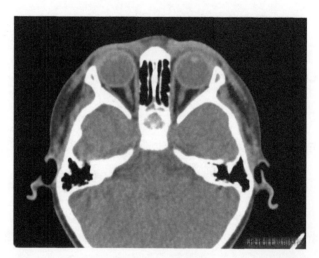

图 15-2　眼眶 CT

5. B 超（床旁）：左面部皮下软组织弥漫性肿胀，未见明显液化。双侧颈部多枚淋巴结肿大，大者 2.4 cm × 0.9 cm，未见液性区。

【诊断】

1. 重症眼眶蜂窝织炎合并化脓性感染。

2. 感染性休克。

【鉴别诊断】

1.过敏性眼睑浮肿：该病既往有过敏性结膜炎、过敏性鼻炎病史；一般发病突然，上眼睑或下眼睑局部水肿，无触痛及波动感；角膜透明，球结膜水肿；有些患儿在没有治疗的情况下可在短时间自行痊愈。血常规检查无感染指征或者白细胞计数轻度升高，CRP 正常。

2.睑腺炎合并眼睑蜂窝织炎：一般发病急，上、下眼睑均可能出现，局部皮肤红，角膜透明，球结膜充血，甚至结膜囊有分泌物。触诊可及限局性硬结；血常规检查无感染指征或者白细胞计数轻度升高，CRP 正常或轻度升高。

3.青光眼眼外期：起病缓慢，常有白瞳病史。眼部 B 超显示玻璃体腔实性肿物，常见钙斑反射及声影，视神经增粗，眼外期眶内低回声区与眼内实性肿。一般没有发热、外周血白细胞明显升高等炎症指征，年龄一般小于 5 岁。

4.急性泪囊炎：既往有反复流泪、分泌物多等慢性病史；冲洗泪道不通畅或有脓性反流液；同时伴有耳前淋巴结及颌下淋巴结肿大，触痛；外周血白细胞一般升高明显，CRP 也升高，但一般不会超过正常值过多；一般新生儿泪囊炎多见。

5.炎性假瘤：学龄儿童多见，其起病急，眼部 B 超可见不规则眼内占位或眼外肌、泪腺肿大、视神经增粗；眼眶 CT 可见脂肪内高密度肿块，密度不均，边界不清楚，伴球壁增厚，眼外肌及泪腺肿大；全身无发热及外周血异常等炎症指征。

6.横纹肌肉瘤：其起病急，发展快，病死率高；眼部 B 超可见眶内占位病变，肿瘤内回声低而少；眼眶 CT 可见眶内有软组织密度影，形状不规则，边界不清晰；全身无发热及外周血异常等炎症指征。

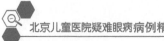
【治疗原则】

重症眶蜂窝织炎起病急，发展快，病情严重或低龄儿童患病会导致视力丧失，甚至危及生命；故在接诊后需要积极抗感染治疗，寻找并治疗原发病，寻求多科室合作、会诊，正确诊断并治疗，诊断及处理可参考图 15-3。

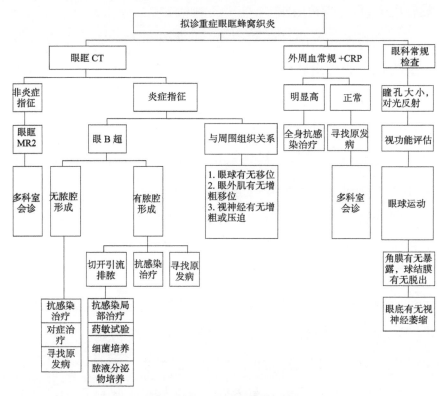

图 15-3　诊断及处理流程

【治疗方案】

1. 一般治疗：对于发热患儿给予降温，纳差者必要时给予补液治疗。

2. 局部治疗：局部红肿明显或球结膜水肿者可给予眼睑以及结膜囊局部涂抹激素类眼膏抗感染治疗（角膜有问题者慎

用）；角膜如果有暴露可以增加角膜保护药膏或促角膜上皮修复药物对症治疗；结膜囊有分泌物则需要冲洗结膜囊同时增加抗感染眼药的点药频次。

3. 全身抗感染治疗：外周血白细胞以及 CRP 增高，伴有或不伴有眼眶 CT 炎性改变，需要给予广谱抗生素进行抗感染治疗。待药敏试验有结果后可以针对药敏试验结果调整用药。炎症反应重者早期建议静脉给药，如果病情控制、辅助检查趋于正常，则可改为口服抗感染药物，待病情稳定之后再停药。如果考虑鼻源或牙源因素，则需要增加甲硝唑或者替硝唑。

4. 切开排脓治疗：以下情况者可考虑进行：①眼眶 CT 支持诊断；②抗感染全身治疗效果不佳；③眼睑红肿明显；④触诊有波动感提示脓腔已形成建议果断切开排脓。在位置不明确，甚至脓腔数量不确定的情况下为了避免盲目切开可以在眼 B 超指导下进行切开排脓，引流物行脓液分泌物细菌培养、药敏试验，然后放置引流条引流。

5. 对症、对因治疗：除全身抗感染治疗之外，鼻源性可以给予鼻腔冲洗或者局部点鼻治疗水肿。牙源性可根据原因对症治疗。如果考虑异物植入所致应考虑彻底清创并将异物取出（必要时全麻处理）。

6. 并发症治疗：应最大限度避免暴露性角膜炎发生，但如果怀疑或者已经发生，应及时给予保护角膜、促进角膜上皮修复、人造湿房等对症处理。球结膜水肿并脱垂可予激素眼膏点药，重症者可以给予球结膜还纳或眼睑缝合暂时保护。如有视神经压迫可以给予保护视神经治疗。患儿全身情况不好，且精神萎靡时一定要寻求神经科会诊治疗。远期并发症如斜视、上睑下垂、遮盖性弱视等，给予对症治疗。待病情稳定达1年以上，如果斜视以及上睑下垂仍不能恢复，可以考虑手术给予矫正。患儿一旦在短时间复发，一定要在抗感染治疗的同时，积极查找原发病，尤其要排除是否有植入性异物、肿瘤压迫或者免疫系统疾病所致。对于复发患儿，一定要使用敏感抗生素，用药要持久，在全身炎症完全控制之后坚持静脉给药和（或）口服抗生素作为巩固治疗 1 ~ 2 周，不要过早停药。

病例分析

眶蜂窝织炎发病前一般有诱因，因此对患儿进行问诊时，应重点关注患儿发病时间；发病前是否有感冒、发烧等全身不适病史；有无外伤、手术史；发病后体温有无变化；精神状态如何，饮食如何；使用何种药物治疗；家长以及患儿有无某种药物过敏史或者对某种药物耐药史；有无牙疼、鼻塞等病史；有无其他伴随症状以及本病发展详细过程。眶蜂窝织炎最常见的病因是鼻窦炎，但也有很多其他原因所致。当蜂窝织炎严重累及眶尖、颅内或有骨质破坏等并发症时，需要及时准确诊断并积极、对症对因治疗，否则可影响视力甚至危及生命。

眼眶 CT 可明确诊断，药物敏感试验及分泌物或脓液细菌培养可以帮助确定抗生素的使用。儿童眶蜂窝织炎起病急，进展快，须引起临床足够的重视。病史询问思路见表 15-1。

表 15-1 病史询问思路

1. 诱因：感冒？发烧？外伤以及手术史？有无鼻塞病史？有无牙疼或拔牙经历？无明显其他诱因？

2. 症状：眼睑红肿，有无眼疼？眼球转动时有无疼痛？视力是否清楚？

3. 专科检查：眼睑红肿有无遮盖瞳孔？角膜是否透明或暴露？球结膜有无充血水肿？触诊有无压痛？有无波动感？视力（配合患儿查视力，不配合患儿可以间接视力评估）？眼底（视神经、黄斑、视网膜血管）？有无上睑下垂？有无斜视或眼球运动受限？有无眼球突出或下睑退缩？

4. 辅助检查：①首诊必查项目：血常规 +CRP 检查；眼眶 CT；眼部 B 超；药敏试验；分泌物细菌培养；②依据病情不同增加检查项目：头颅 CT 或 MRI；全血生化检查；眼眶 MRI。

5. 诊疗经过：是否曾于外院就诊？辅助检查？检查结果？是否曾应用药物或手术治疗？治疗效果如何？检查结果可信度？阴性结果是否需要复查？

6. 一般情况：精神、体温、食欲？嗜睡或烦躁？有无视物模糊？

7. 既往史及家族史：是否以前有过类似病史？药物过敏史？有无某种药物耐药？有无外伤、手术史？有无慢性鼻窦炎病史？

　　儿童眶蜂窝织炎在整个治疗过程中坚持抗感染的前提下，积极寻找病源，积极对症治疗是关键。

　　儿童眶蜂窝织炎的诊断：最常见的原因是感染，其中鼻窦炎是最常见的诱因，其次急性泪囊炎、异位阻生齿感染、眼科手术、植入性异物也是反复感染的常见原因之一。另外对于反复复发的病例，一定要排除恶性肿瘤、HIV 感染的可能性。患儿的外周血白细胞及 CRP 数值均明显高于正常值，数值越高，说明患儿病情越危重。白细胞计数结果容易受年龄因素、环境因素、个体差异、生理状态、免疫状态及药物影响。而 CRP 是一种由肝脏合成的蛋白质，具有主要调节器的作用，其水平与炎症的严重程度有关，且升降变化不受个体差异、机体状态和治疗药物的影响，与传统的感染性检测指标相比，CRP 浓度测定更敏感，结果更稳定。在急性感染发生后

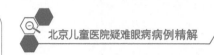
的 6 ~ 10 小时 CRP 开始明显增高，持续时间与病程相仿，病变消退时又迅速降至正常水平。因此，我们更多的参考 CRP 的数值变化来衡量患儿的炎症危重程度。

儿童眶蜂窝织炎最常见的病原菌感染是金黄色葡萄球菌，占 73% ~ 81%。其余常见的病原菌有肺炎链球菌、脑膜败血伊丽莎白菌、屎肠球菌、啮蚀艾肯菌、草绿色链球菌等。当病情进展时，分泌物和脓液培养结果对病原菌判断有参考价值，其阳性率高于血培养。临床中会遇到首次培养为葡萄球菌阳性，再次血培养及眼分泌物培养均阴性，考虑为细菌定植，可见血培养阳性也需判断是否污染。其次较少见但可能会引起更重并发症的是星座链球菌以及铜绿假单胞菌感染。一旦明确，一定要积极、联合抗感染治疗

儿童眶蜂窝织炎切开排脓的适应证 全血细胞分析、血沉以及 CRP 的检查是判断眼眶蜂窝织炎危急程度的重要指标之一，对于以上指标经抗感染治疗仍居高不退者，其局部脓腔已形成，可在影像学指导下进行切开引流，术后早期逐步向外抽取引流条，直至完全取出；同时给予全身继续抗感染对症治疗。对于明确 2 个或 2 个以上脓腔者，尽可能选择 1 个外切口引流，自内行隧道引流；对于明确 1 个切口不能充分引流时，必要的时候可多处切开引流以达到根本治疗目的。也可在 B 超指引下操作，既可以准确定位，也可以减少不必要的操作给患儿带来的医源性创伤。

儿童眶蜂窝织炎抗生素治疗 《儿童感染性疾病蓝皮书》推荐轻度眶隔前蜂窝织炎口服阿莫西林 - 克拉维酸钾复合物或者第 1 代头孢菌素治疗，若考虑为金黄色葡萄球菌感染则用氟

氯西林或克林霉素治疗，病情严重或治疗 48 ~ 72 小时效果欠佳时可静脉用药，眶蜂窝织炎应及时静脉用药。Brook 建议：考虑厌氧菌感染应联合甲硝唑，考虑为 MRSA 感染首选万古霉素或利奈唑胺，然后根据药敏结果调整抗生素。

儿童眶蜂窝织炎并发症的处理　防患于未然是关键，在治疗过程中应尽可能预防并发症发生，或者将其控制在初级阶段，给予积极治疗。

病例点评

儿童眶蜂窝织炎起病急，发展快，并发症严重。一旦诊断明确，需要眼科、神经内科、感染科甚至急诊科等多学科联合建立一种有效的绿色通道机制，及时寻求多学科会诊，统一治疗意见，让患儿接受及时的治疗。

儿童眶蜂窝织炎首先要寻找原发病进行对因治疗；同时，应注意的是，在细菌培养以及药敏结果没有出来之前，需要先予广谱抗生素治疗，一旦结果明确，须及时更换敏感抗生素，而且抗生素一定要给予足够的时间、足够的剂量，避免病情控制不好造成严重并发症，甚至病情反复。如果怀疑有厌氧菌感染要联合使用抗厌氧菌药物治疗。对于有脓肿形成，可以在影像学指导下切开引流，避免眼球移位、颅内蔓延等严重并发症，以致危及视力和生命。

总之，对于儿童眶蜂窝织炎，尤其是重症合并全身并发症患儿，应在积极寻找原发病的前提条件下，对因、对症处理，尽可能减少其他并发症的发生。注意多学科协作，早诊断，早治疗。

参考文献

1. 叶璟. CRP 和血小板在小儿全身炎症反应综合征中的变化及意义. 实用医学杂志, 2005, 21: 928-931.

2. 耿竹馨, 朱亮, 胡冰, 等. 儿童眶蜂窝织炎 23 例临床分析及文献复习. 中国感染与化疗杂志, 2019, 19 (2): 136-141.

3. BROOK, ITZHAK. Microbiology and choice of antimicrobial therapy for acute sinusitis complicated by subperiosteal abscess in children. International Journal of Pediatric Otorhinolaryngology, 2016, 84: 21-26.

4. 迈克·沙兰. 儿童感染性疾病蓝皮书. 3 版. 马小军, 王晓玲, 周炯, 译. 北京: 科学技术文献出版社, 2015: 277-281.

5. 樊云葳, 吴倩, 于刚. 97 例儿童眶蜂窝织炎的诊治及疗效. 眼科, 2015, 24 (6): 397-401.

笔记

病例 16
Sturge-weber 综合征

📋 病例点评

【主诉】

患儿，男，1月龄，主因"生后10天发现双眼角膜大、发雾"就诊。

【现病史】

患儿生后10天因出现抽搐就诊于当地神经科，检查时发现双眼角膜直径增大，色灰暗，建议眼科就诊。当地门诊测量眼压：右眼20 mmHg，左眼21 mmHg；诊断为双眼青光眼，予布林佐胺滴眼液、贝美前列素滴眼液治疗，效果不佳。

【既往史】

颅面部葡萄酒色斑，抽搐发作史，颅内血管畸形。否认家族遗传史。

【检查】

体格检查　患儿一般情况可，颅面部皮肤可见葡萄酒色斑，累及双眼（图16-1）。视力：双眼不配合。眼压：右眼28 mmHg，左眼30 mmHg。双眼睑葡萄酒色斑，双眼结膜及浅层巩膜血管网，双眼角膜水肿混浊，扩张，直径约12.5 mm（图16-2）。双眼前房深，虹膜纹理清，瞳孔圆，直径2 mm，对光反射（＋），双晶体清，双眼底模糊，视盘界清色可。杯盘比：右眼0.7，左眼0.8。双视网膜呈番茄酱样色，未见明显隆起，血管走行正常（图16-3）。房角检查：可见密集角膜虹膜突附着于虹膜根部至Schwallbe线间（图16-4）。

辅助检查

1. UBM：虹膜根部附着点位于巩膜突位置，并未明显靠前，但房角处可见虹膜突组织（图16-5）。

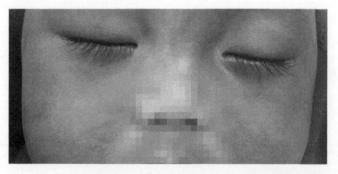

图16-1　颅面部皮肤可见葡萄酒色斑，累及双眼

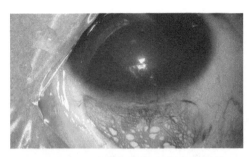

图 16-2　结膜及浅层巩膜血管网

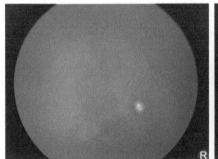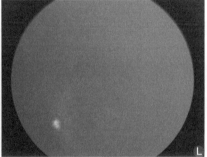

图 16-3　双眼视网膜

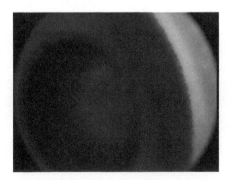

图 16-4　房角检查

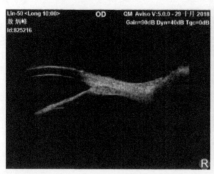
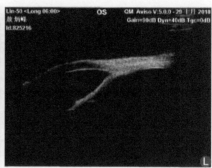

图 16-5　UBM

2. B 超：双球壁回声增厚，内回声均匀，为中强回声，病变内可见丰富血流信号（图 16-6）。

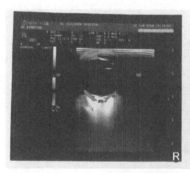
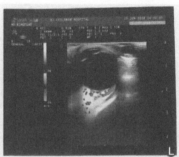

图 16-6　B 超

3. A 超：眼轴，右眼 18.43 mm，左眼 19.20 mm；角膜厚度，右眼 698 μm，左眼 773 μm。

4. 头颅 MRI：双侧大脑半球脑萎缩改变及脑白质异常，软脑膜周围迂曲血管流空影，脑外间隙增宽（图 16-7）。

【诊断】

1. 双眼继发性青光眼。

诊断思路：患儿双眼眼压高，角膜水肿扩张，眼底可见杯盘比增大，A 超示眼轴较同龄儿正常，角膜因水肿而厚度显著增加，

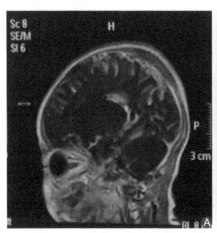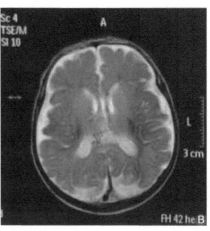

图 16-7 头颅 MRI

故青光眼体征明确。又因其属于儿童青光眼伴有全身发育异常，根据世界青光眼学会联合会共识，应归为继发性青光眼。

2. Sturge-weber 综合征（sturge-weber syndrome，SWS）。

诊断思路：患儿颅面部皮肤可见典型的葡萄酒色斑，神经系统表现为癫痫发作史，头颅 MRI 呈现典型的双侧大脑半球脑萎缩改变及脑白质异常，眼部表现为青光眼以及络膜血管瘤，故诊断 Sturge-weber 综合征明确。

【鉴别诊断】

1. Klippel-Trenaunay 综合征（klippel-trenaunay syndrome，KTS）：其也是一种涉及中胚层的母斑病，特征是血管畸形、静脉曲张和受累肢体的软组织和骨骼增生三联征，本例患儿不具有软组织或骨肥大等 KTS 的临床特征，故不考虑该诊断。

2. 血管色素性色素沉着症（phakomatosis pigmentovascularis，PPV）：是指毛细血管畸形（葡萄酒色斑）与各种黑色素细胞病变共存，包括皮肤黑素细胞增多症（蒙古斑）、太田痣等，本例患儿未见皮肤黑斑或青斑，故排除该诊断。

3.已有报道称 SWS 和 KTS 以及 PPV 的临床特征出现于同一患儿,有学者认为,SWS、KTS 与 PPV 的发病机制与基本病理学表现是相同的,这些临床特征均被认为是继发于神经外胚层血管发育受限所致,只是累及部位不同,临床表现不同。

【治疗方案】

青光眼治疗的主要目标是控制眼压并避免进行性视神经损伤和视觉损失。但由于病例的罕见性,目前只有较少样本量的病例研究报道,因而缺乏循证医学依据。

药物治疗对于早发性青光眼患儿通常是无效的,但在术前仍可以进行尝试性治疗。前列腺素类药物可显著降低眼压,该类药物通过增加房水的葡萄膜巩膜途径流出,理论上绕过了由于巩膜静脉压力增加导致房水通过的障碍。然而应仔细评估 SWS 患儿是否可以长期使用前列腺素,因为这些药物的潜在不良反应之一是增加葡萄膜渗漏的风险。只有少数病例报告描述了其他抗青光眼药物在 SWS 患儿中的使用,β 受体阻滞剂和碳酸酐酶抑制剂治疗在没有眼球明显扩张的患儿中是有效的。对于伴有软脑膜血管瘤的患儿,血脑屏障通透性增高,α 受体激动剂会引起明显中枢神经系统不良反应,因此应列为禁忌。SWS 患儿可能合并生长激素缺乏,故在口服乙酰唑胺的同时应监测体重及生长情况。

当药物治疗不足以控制眼压时,应行手术治疗。在 SWS 的早发性青光眼中,房角手术可能有效控制眼压。手术可选择传统小梁切开术或者全周小梁切开术。房角手术的常见并发症为前房出血,应尽量避免术后早期眼压过低。当出血量较大或伴随眼压增高时，应进行前房冲洗。大龄患儿或房角手术失败的患儿，可以考虑小梁切除术或者青光眼引流阀植入术，也有文献报道可进行小梁切开联合小梁切除术和非穿透性深层巩膜切开术。难治性青光眼患儿可进行睫状体破坏手术，但要注意炎症会加重脉络膜血管瘤渗出。避免术后低眼压的措施非常重要，如小梁切除术中的巩膜瓣密闭，青光眼引流阀中的限制房水引流的方法（如可吸收线环扎引流管等）。

值得注意的是，许多患儿长期服用阿司匹林来预防中风样发作，眼科手术前须进行相应准备。另外，对于合并软脑膜血管瘤的患儿，术前应与麻醉医师和神经内科医师做充分沟通，这是因为全身麻醉可诱发癫痫发作。

本例患儿在初期药物治疗失败后，分别进行了左眼及右眼的微导管辅助 360° 小梁切开术，在左眼术后因前房积血进行了前房冲洗术，期间患儿癫痫反复发作，转至神经外科行迷走神经刺激器皮下埋置术，癫痫发作停止，于眼科行右眼手术，术后 1 周出院，目前双眼眼压控制可。

病例分析

对于生后 3 个月内发生的双眼角膜增大、混浊，首先应考虑儿童青光眼的可能性，对于此类患儿应及时慎重地进行全面评估，如询问患儿有无溢泪、是否伴随分泌物，是否有畏光、眼睑痉挛（高眼压作用于角膜的三联征），让家长仔细回忆最早出现症状和体征的时间，或是提供患儿照片以判断出现眼球增大的时间，这对判断预后非常重要。询问其有无其他系统发育不良，是否出现神经系统、心血管或泌尿生殖系统的异常或畸形，是否存在皮肤的色素斑痣，母亲怀孕期间有无感染史（如感染风疹病毒），分娩时是否使用产钳，有无青光眼的家族史，父母是否近亲婚配，有无局部或全身使用激素的历史。病史询问思路具体见表16-1。

表 16-1 病史询问思路

1. 哪些症状：询问患儿有无溢泪、是否伴随分泌物，是否有畏光、眼睑痉挛，是否有眼球增大、角膜混浊。
2. 发病时间：仔细回忆或通过照片确定最早发病年龄。
3. 既往史：其他系统是否发育不良，是否出现神经系统、心血管或泌尿生殖系统的异常或畸形，是否存在皮肤的色素斑痣。
4. 母亲妊娠分娩史：母亲怀孕期间有无感染史（如感染风疹病毒），分娩时是否使用产钳。
5. 家族史：有无青光眼的家族史，父母是否近亲婚配。
6. 诊疗经过：是否曾于外院就诊？所做检查？检查结果？是否曾应用药物或手术治疗？治疗效果如何？

Sturge-Weber 综合征即脑三叉神经血管瘤病，又称颅面血管瘤病，是一种罕见的先天性神经皮肤综合征。常累及 3 个器官：皮肤、眼睛、大脑。最常见的特征是面部皮肤血管畸形（即葡萄酒色斑），分布于三叉神经所在区域，可伴软脑膜血管畸形。神经系统症状包括婴儿期局灶性癫痫发作，而存活到成年的患儿往往会伴有不同程度的神经系统损害，主要表现为癫痫发作、偏瘫、认知障碍等。具有双侧面部葡萄酒色斑的患儿伴有中枢神经病变的风险更高。约 50% 的患儿累及眼部，通常与葡萄酒色斑同侧。30% ~ 70% 的患儿伴发青光眼，20% ~ 70% 的患儿伴发脉络膜血管瘤。青光眼发病年龄具有明显的双峰特征，60% 患儿在生后 1 年内发病，而 15% 的患

儿在 5 ～ 9 岁发病。青光眼一般发生于葡萄酒色斑的同侧，葡萄酒色斑累及三叉神经眼支的患儿，青光眼发病风险显著增加。伴有早发青光眼的婴儿可能有溢泪、畏光（光敏感）和眼睑痉挛（眼睑异常收缩），伴有典型的角膜变化，包括混浊、扩张以及眼球扩大。

SWS 发病率仅为 0.002%，无性别及种族差异，多为散发病例，它是由 *GNAQ* 基因的体细胞镶嵌突变引起的，该基因突变刺激细胞增殖同时抑制细胞凋亡。这种基因突变存在于综合征和非综合征的葡萄酒色斑中。已经在葡萄酒色斑的血管和结缔组织中鉴定出 *GNAQ* 突变，而在与葡萄酒色斑相邻的正常对照皮肤中不存在这种突变。SWS 的确切发病机制目前尚不十分清楚，以往多数研究认为典型 SWS 患儿的血管畸形是原始脉管丛在发育的前 3 个月中退化和成熟发生异常所致。原始脉管系统分为 3 部分：①外层支配面部皮肤及头部皮肤；②中层包绕脑膜；③内层支配脑实。在此时期，原始脉管系统的外层与形成大脑顶枕区的神经管部分是相邻的，此时该区域发生异常，就会同时出现 SWS 患儿表现的面部葡萄酒色斑及顶枕区软脑膜血管瘤。

组织学研究显示，SWS 的颅内血管瘤是由软脑膜上迂曲的静脉呈"血管瘤样"扩张所致，并伴有扩张的血管壁内层变薄和海绵样变性。同时，邻近的侧支静脉也发生扩张、迂曲，包括深部髓质静脉和脑室脉络丛。受累脑组织可以发生神经元变性、缺失，胶质细胞增生，皮质萎缩和钙化。颜面部的葡萄酒色斑由真皮中的扩张的毛细血管 - 静脉血管组成，其着色是由于扩大的血管腔内充满乏氧血。血管周围神经支配减

109

少。血管缺乏交感神经支配，随后失去血管张力和进行性扩张。所谓的眼脉络膜血管瘤实质上是脉络膜弥漫性增厚，没有任何脉管、内皮细胞及外膜细胞的增殖，表现为病变区血管充血，边界不清。

青光眼发病机制的两个主要理论是房角发育异常和来自葡萄酒色斑的扩张脉管系统的巩膜静脉压增加。由于 SWS 中的许多房角解剖异常类似于原发性先天性青光眼的发现，因此房角发育异常可能是 SWS 中早发性青光眼的原因，而巩膜静脉压升高可能在晚发性青光眼中发挥更大的作用。

对于颅面葡萄酒色斑的患儿，应该在出生时就进行青光眼筛查。对于罹患青光眼的患儿应及时进行治疗，否则会严重损伤视功能。激光处理葡萄酒色斑对 IOP 的影响还没有得到很好的证实。常规裂隙灯检查是监测青光眼所必需的，除了眼压测量，眼轴和角膜直径的测量也用于监测儿童青光眼的发生与发展。眼底视神经的改变同样需要定期监测。

对于青光眼的治疗，药物治疗往往没有明显效果，手术成为一线治疗手段。SWS 患儿伴发的青光眼较原发性先天性青光眼在治疗方面更为棘手，手术风险更高。在 SWS 的早发性青光眼中，房角手术是一线选择。其最常见的并发症为前房出血，当出血量较大或伴随眼压增高时，需进行前房冲洗。大龄患儿或房角手术失败的患儿，可以考虑小梁切除术或者青光眼引流阀植入术。也有文献报道可进行小梁切开联合小梁切除术和非穿透性深层巩膜切开术。难治性青光眼患儿可进行睫状体破坏手术，但要注意炎症会加重脉络膜血管瘤渗出。在 SWS 所伴发的青光眼治疗过程中，避免术后低眼压的措施非

笔记

常重要，如小梁切除术中的巩膜瓣密闭，青光眼引流阀中的限制房水引流的方法（如可吸收线环扎引流管等）。

病例点评

SWS 继发性青光眼在临床上的治疗相对较棘手，随着手术技术的提高，手术安全性相对有了较大的提高，但仍然有相关手术风险。

从影像学来看，较原发性先天性青光眼 SWS 继发性青光眼患儿的房角发育成熟度较高，具体表现为其虹膜根部附着位置相对较为靠后，多数可至巩膜突水平。从手术过程来看，在微导管辅助小梁切开手术中，SWS 患儿的 Schlemm 管发育程度较好，表现为穿管较为顺畅，较少遇到穿管阻力。

房角手术对于早发性 SWS 继发性青光眼有较高的手术成功率，而且具相对较高的手术安全性，最常见的术后并发症为前房积血，当积血不吸收并伴有眼压增高时，应及时进行前房冲洗以避免角膜血染，然而，前房积血在一定程度上会增加术后房角粘连的概率，增加眼压失控的风险。相对于滤过性手术，在房角手术中，较少出现脉络膜渗漏等并发症。

值得注意的是，因该类患儿往往具有神经系统异常，在全身麻醉手术前，进行神经科会诊以及全面的麻醉评估和充分的麻醉前准备是十分必要的，这是因全身麻醉可诱发潜在的神经系统的异常，如癫痫发作。

参考文献

1. J AL-OMARY M S, STUART S, BOYLE A J, et al. Pulmonary hypertension due to left heart disease: diagnosis pathophysiology and therapy. Hypertension, 2020, 75 (6): 1397-1408.

2. SUNDARAM S, MICHELHAUGH S, KLINGER N, et al. GNAQ Mutation in the venous vascular malformation and underlying brain tissue in sturge-weber syndrome. Neuropediatrics, 2017: 385-389.

3. LAMBIASE A, MANTELLI F, BRUSCOLINI A, et al. Ocular manifestations of sturge-weber syndrome: pathogenesis, diagnosis, and management. Clinical Ophthalmology, 2016, 10 (1): 871.

4. SOLMAZ A, VALERIA F, ROBERTO M, et al. Rare diseases leading to childhood glaucoma: epidemiology pathophysiogenesis and management. Biomed Research International, 2015: 1-11.

5. SHARAN S, SWAMY B, TARANATH D A, et al. Port-wine vascular malformations and glaucoma risk in sturge-weber syndrome. Neuropediatrics, 2009, 13(4): 371-378.

6. HAMUSH N G, COLEMAN A L, WILSON M R. Ahmed glaucoma valve implant for management of glaucoma in sturge-weber syndrome. American Journal of Ophthalmology, 1999, 128 (6): 758-760.

7. IRKE M, KIRATLI H, BILGI S. Results of trabeculotomy and guarded filtration procedure for glaucoma associated with Sturge-Weber syndrome. European Journal of Ophthalmology, 1999, 9 (2): 99-102.

笔记

病例 17
1 型神经纤维瘤病

📋 病历简介

【主诉】

患儿，男，4 月龄，主因"生后发现右眼皮肿胀突出，右眼球大，发雾"就诊。

【现病史】

患儿生后家长发现患儿右眼睑肿胀，右眼球突出，右眼角膜增大，混浊。就诊于当地医院，测量眼压：右眼 15 mmHg，左眼 8 mmHg，诊断为右眼青光眼，予布林佐胺滴眼液、盐酸卡替洛尔滴眼液治疗，效果不佳，遂来我院就诊，门诊以

"右眼继发性青光眼，1 型神经纤维瘤病（neurofibromatosis type1，NF1）"收入院。

【既往史及家族史】

皮肤散在牛奶咖啡斑，否认家族遗传史。

【检查】

体格检查 患儿一般情况可，右眼睑肿胀，全身可见散在牛奶咖啡斑（图 17-1，图 17-2）。视力：患儿不配合。眼压：右眼 19 mmHg，左眼 9 mmHg。右角膜水肿、扩张，直径约 12 mm（图 17-3），前房深，虹膜纹理尚清，瞳孔圆，光反射（＋），晶体清，眼底稍模糊，眼底视盘界清色可；杯盘比：0.8。黄斑结构正常，视网膜平，血管走行正常。左眼角膜清，直径约 10.5 mm，前房中深，虹膜纹理清，瞳孔圆，光反射（＋），晶体清，眼底视盘界清色可；杯盘比：0.1；黄斑结构正常，视网膜平，血管走行正常（图 17-4）。

辅助检查

1. UBM：右中央前房深，虹膜根部前粘连，左眼前房中深，房角开放（图 17-5）。

2.A 超：眼轴右眼 22.83 mm，左眼 20.04 mm，角膜厚度右眼 542 μm，左眼 566 μm。

3. 基因检测：对患儿进行了神经纤维瘤相关基因检测，发现患儿在 NF1 基因上 2269 位缺失腺嘌呤，该位点位于第 9 号外显子，导致氨基酸发生移码突变：p.R758Efs×2，该突变具有致病性，未在父母基因中检测到该突变，为自发突变（图 17-6）。

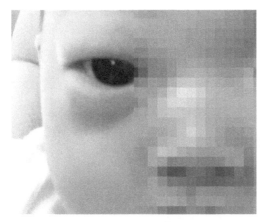

图 17-1 右眼睑丛状神经纤维瘤

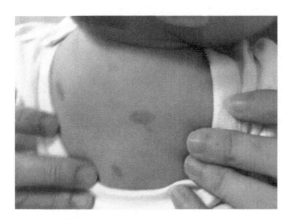

图 17-2 皮肤多发牛奶咖啡斑

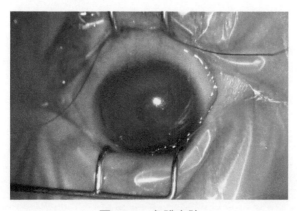

图 17-3 角膜水肿

笔记

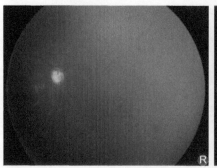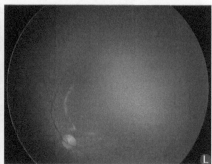

图 17-4　眼底照

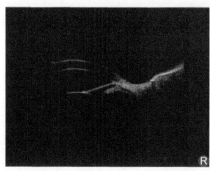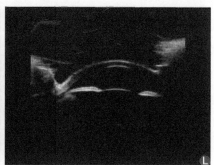

图 17-5　UBM

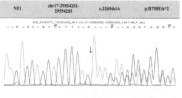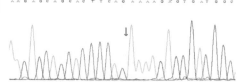

先证者　　　　　　　　　　　　**其父**

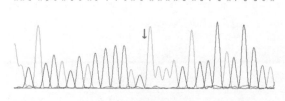

其母

图 17-6　基因检测

【诊断】

1. 右眼继发性青光眼。

诊断思路：患儿右眼眼压高，角膜水肿扩张，眼轴增长，眼底可见视神经杯盘比扩大，青光眼诊断明确，又因其属于儿童青光眼伴有全身发育异常，根据世界青光眼学会联合会共识，应归为继发性青光眼。

2. 神经纤维瘤病1型。

诊断思路：根据神经纤维瘤病1型诊断标准，患儿皮肤多处牛奶咖啡斑，眼睑可见丛状纤维瘤，并有继发性青光眼，故诊断明确。

【鉴别诊断】

1. 原发性先天性青光眼：原发性先天性青光眼是儿童青光眼中最常见的类型。其表现为：3岁内发病、眼压增高、角膜混浊扩张。典型的症状也是畏光、流泪、眼睑痉挛，但原发性先天性青光眼患儿房角多为开放房角，伴有或不伴有虹膜根部附着点靠前，但无虹膜根部前粘连。

2. 其他应鉴别的疾病包括：儿童青光眼合并非获得性眼部异常，儿童青光眼合并其他非获得性全身异常或综合征以及儿童青光眼合并获得性眼部异常等情况。

【治疗原则】

神经纤维瘤继发青光眼处理非常棘手，手术效果往往不佳，应向患儿家属充分交代疾病预后。若患儿伴有视神经胶质瘤，也会影响视力预后。

对于这类患儿，目前尚无针对药物或手术治疗的系统性研究。由于手术治疗效果欠佳，因此推荐先行试验性药物治疗。α受体激动剂对于较大年龄的患儿仍属于相对禁忌，因为NF1患儿可以伴有神经系统症状，若使用α受体激动剂则很难区分药物不良反应和原本的神经系统症状。约有2%的NF1患儿存在肾动脉狭窄或嗜铬细胞瘤，因此应谨慎应用血管活性药物。与此同时，应考虑局部降眼压药物在用药时增厚的眼睑带来的影响。对于药物治疗不能控制眼压的患儿，可行手术治疗。术前应行房角镜检查和（或）前节影像检查，对于房角粘连程度较轻的患儿可试行房角手术。严重的房角粘连会增加房角手术难度，术者在切开房角时通常会有"磨砂"样感觉。术后前房出血的发生率较高。房角手术失败后可行引流阀植入术，但对于患有占位性视路神经胶质瘤或眼眶解剖结构异常并伴有蝶骨翼发育异常及丛状神经纤维瘤的患儿，手术难度会增大。如果眼眶占位性病变使得后部组织切开困难时常选择小梁切除术。对于滤过性手术失败的患儿，睫状体破坏性手术治疗是唯一选择。治疗目的需明确，应清楚地向患儿及家属交代手术预期，明确视力预后。

【治疗方案】

初期予盐酸卡替洛尔滴眼液以及布林佐胺滴眼液治疗，眼压控制不佳。后收入院行微导管辅助360°小梁切开术，手术顺利，切开全收房角，术后前房出血，3天后自行吸收，术后3个月眼压20 mmHg，UBM示房角部分粘连，部分开放。予患儿盐酸卡替洛尔滴眼液以及布林佐胺滴眼液辅助控制眼压，随访观察。

病例分析

对于生后 3 个月内发生的双眼角膜增大、混浊，首先应考虑儿童青光眼的可能性。对于此类患儿应及时、慎重地进行全面评估，询问患儿有无溢泪、是否伴随分泌物，是否有畏光、眼睑痉挛（高眼压作用于角膜的三联征），让家长仔细回忆最早出现症状和体征的时间，或是提供患儿照片以判断出现眼球增大的时间。对于伴发眼睑肿胀的青光眼，应怀疑眼睑丛状神经纤维瘤的可能，对于这类患儿，应询问其身上皮肤是否有牛奶咖啡斑以及腋下腹股沟区色素斑块，询问患儿是否有其他系统（如神经系统、内分泌系统）异常表现，询问其一级亲属有无牛奶咖啡斑等相关体征。同时应谨慎除外儿童青光眼其他继发因素，询问是否有心血管或泌尿生殖系统的异常或畸形，母亲怀孕期间有无感染史（如感染风疹病毒），分娩时是否使用产钳，有无局部或全身使用激素的历史。病史询问思路具体见表 17-1。

表 17-1 病史询问思路

1. 哪些症状：询问患儿有无溢泪、是否伴随分泌物？是否有畏光、眼睑痉挛？是否有眼球增大、角膜混浊？

2. 发病时间：仔细回忆或通过照片确定最早发病年龄。

3. 既往史：皮肤是否有牛奶咖啡斑以及有无腋下腹股沟区色素斑块？询问患儿是否有其他系统（如神经系统、内分泌系统）异常表现？

4. 母亲妊娠分娩史：母亲怀孕期间有无感染史（如感染风疹病毒）？分娩时是否使用产钳？

5. 家族史：有无青光眼的家族史？一级亲属有无牛奶咖啡斑等相关体征？

6. 诊疗经过：是否曾于外院就诊？所做检查？检查结果？是否曾应用药物或手术治疗？治疗效果如何？

NF1 是最常见的常染色体显性疾病之一，是一种多发肿瘤综合征，其发病率为 0.03% ~ 0.04%。其发病与种族和性别有明显相关性。NF1 最常见的临床表现是皮肤色素沉着（即牛奶咖啡斑），虹膜 Lisch 结节和多发良性神经纤维瘤，但 NF1 患儿也常常伴有学习障碍、骨骼异常、血管系统疾病、中枢神经系统肿瘤或恶性周围神经鞘肿瘤。

由美国国立卫生研究院共识会议于 1988 年制订的 NF1 诊断标准为目前临床医师所广泛接受并用于常规临床诊断标准，NF1 的诊断标准须满足表 17-2 中列出的特征中的至少两条。

表 17-2 NF1 诊断标准

诊断标准	发生年龄	发生率（%）
CALM（≥ 6，成人 > 15，儿童 > 5）	生后 2 年	> 99
皮下神经纤维瘤（≥ 2）	5 岁 +	> 99
1 处丛状神经纤维瘤	生后 3 年	30 ~ 50
腋窝或腹股沟雀斑	3 ~ 5 岁	90
Lisch 结节（≥ 2）	5 ~ 10 岁	90
视路胶质瘤	3 ~ 8 岁	15 ~ 30
典型骨损伤（蝶骨翼发育不良或长骨皮质变薄）	1 ~ 3 岁	1 ~ 2
家族史	–	50

随着年龄增长 Lisch 结节发生频率增加，因此 98% 成年患者有此类表现。12% ~ 15% 的 NF1 患儿可有视路神经胶质瘤存在（其中 5% 有临床症状），尽管视路神经胶质瘤也可以在 30 多岁后出现，但通常出现在 7 岁前。视路神经胶质瘤通常是静止的、良性的，约 1/3 患儿表现为眼球突出或视力下降，2/3 患儿在确诊时无任何临床症状。少数表现为头痛或性早熟。

NF1 由 *NF1* 基因的突变引起。*NF1* 基因定位于染色体 17q11.2，是一个约含 350 kb 的大基因，其含有 60 个外显子。

Neurofibromin 是 NF1 的蛋白质产物，由 2818 个氨基酸组成。该蛋白质是肿瘤抑制因子，其突变所导致的功能丧失与神经嵴衍生组织中的良性和恶性肿瘤相关。迄今为止，已有超过 1000 种不同的 *NF1* 突变被报道并列入人类基因突变数据库。它们中的大多数可导致神经纤维蛋白的截短形式，并且预计这些截短中约 30% 会导致 RNA 剪接异常。

　　与 NF1 相关的儿童青光眼发病率和患病率还不清楚，但此类疾病是很罕见的。Grant 和 Walton 在 6 年内对 300 例儿童青光眼患儿进行研究时发现其中仅有 1 例与 NF1 有关。青光眼常出现在有蝶骨翼发育异常及丛状神经纤维瘤等明显眼眶受累的患儿中，并同时常伴有虹膜色素层外翻。此类患儿青光眼的发病机制包括小梁网发育异常、神经纤维瘤浸润房角以及由于肿瘤浸润睫状体继发房角关闭。对绝对期青光眼摘除的眼球进行组织病理学检查发现大部分存在房角完全关闭，所有样本均存在严重的或组织学上明显的虹膜色素外翻和睫状体神经纤维瘤浸润。免疫染色后显示房角内皮化和纤维组织挛缩可能是虹膜周边前粘连（peripheral anterior synechiae，PAS）形成的发生机制。1 项权威眼科中心的研究显示，临床诊断 NF1 的 56 例眼睑丛状神经纤维瘤患儿中的 13 例（23%）患有青光眼，所有患眼均在其受累眶面同侧（其中 1 例患有双侧眼睑丛状神经纤维瘤及双眼青光眼）。除 2 例外其余患儿均在 3 岁前确诊。这些青光眼的预后大多不良，14 只患眼中仅有 1 只视力维持在 20/400 以上。尽管眼压得到控制，但患眼和健眼都表现出异常眼轴持续增长。有研究指出发生在眼附属器的丛状神经纤维瘤可以通过旁分泌机制刺激眼球增大。NF1 继发青光眼的治

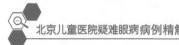

疗较为棘手。手术治疗的效果欠佳，因此推荐先行试验性药物治疗。对于药物治疗不能控制眼压的患儿，可行手术治疗。对于房角粘连程度较轻的患儿可试行房角手术。严重的房角粘连会增加房角手术难度，术后前房出血的发生率较高。房角手术失败后可行引流阀植入术，但对于患有占位性视路神经胶质瘤或眼眶解剖结构异常并伴有蝶骨翼发育异常及丛状神经纤维瘤的患儿，手术难度会增大。如果因眼眶占位性病变使得后部组织切开困难时常选择小梁切除术。对于滤过性手术失败的患儿，睫状体破坏性手术治疗是唯一选择。治疗目的需明确，应清楚地向患儿及家属交代手术预期，明确视力预后。

NF1许多体征和症状是在后期的发育过程中逐渐出现的，因此应密切随访该类患儿，并建议患儿定期在相关科室进行随访观察（如神经科、内分泌科等），以便及时发现新出现的病变，并给予及时的干预。

病例点评

NF1尽管并不推荐对所有患儿进行常规神经影像学检查，然而对任何可疑存在眼眶受累或视神经功能异常者须进行此检查。利用OCT分别测量并对比已知视路神经胶质瘤NF1患儿、无视路神经胶质瘤NF1患儿及正常人的视乳头周围视神经纤维层厚度（retinal nerve fiber layer，RNFL），结果显示视路神经胶质瘤NF1患儿RNFL明显变薄。这说明连续OCT-RNFL分析有利于监测视路神经胶质瘤的发生及进展。在应用OCT监测青光眼时应该注意这一点。同样，视野检查结果异常也可以是视路神经胶质瘤所致而非青光眼。

NF1 的特征为：不仅在无关个体之间甚至在一个家庭中受影响的个体之间也存在极大的临床变异性。此外，更严重并发症的发生率随着年龄的增长而增加，许多体征和症状是在后期的发育过程中逐渐出现的，因此应密切随访该类患儿，及时发现新的病变，并给予及时的干预。

根据既往研究，NF1 继发青光眼的患儿多数存在房角关闭，故应对该类患儿行房角影像学检查，全面地、准确地评估其房角状态，以指导治疗策略的选择。对于房角粘连程度较为严重的患儿，应谨慎选择房角手术。然而对于低龄患儿，滤过手术成功率同样较低，且并发症发生风险较高，故房角手术也可试行。术前应向家属充分讲解病情，明确手术成功率，并说明术后可能出现的并发症（如前房出血等）。

参考文献

1. GRANT W. Distinctive gonioscopic findings in glaucoma due to neurofibromatosis. Arch Ophthalmol, 1968, 79（2）: 127-134.

2. MORALES J, BOSLEY. Glaucoma and globe enlargement associated with neurofibromatosis type 1. Ophthalmology, 2009, 116（9）: 1725-1730.

3. DEEPAK P, EDWARD M D, JOSE MORALES M D, et al. Congenital ectropion uvea and mechanisms of glaucoma in neurofibromatosis type 1. Ophthalmology, 2012, 119（7）: 1485-1494.

4. PICHI F, MORARA M, LEMBO A, et al. Neovascular glaucoma induced by peripheral retinal ischemia in neurofibromatosis type 1: management and imaging features. Case Reports in Ophthalmology, 2013, 4（1）: 69-73.

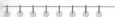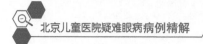

5. FREIHI S H A, EDWARD D P, NOWILATY S R, et al. Iris neovascularization and neovascular glaucoma in neurofibromatosis type 1: report of 3 cases in children. Journal of glaucoma, 2013, 4: 336.

6. SOLMAZ A, VALERIA F, ROBERTO M, et al. Rare diseases leading to childhood glaucoma: epidemiology, pathophysiogenesis, and management. Biomed Research International, 2015: 1-11.

病例 18
以双眼先天性青光眼为首诊的眼脑肾综合征

📋 病历简介

【主诉】

患儿，男，4月龄，主因"家长发现追物不灵活3个月，伴畏光"就诊。

【现病史】

患儿出生后1个月，家长发现其双眼球追物不灵活，可追光，2个月大时发现患儿追物不灵活加重伴随眼球晃动。就诊于当地医院，诊为"双眼白内障"，建议上级医院进一步诊治。3个月大时就诊于我院，眼部检查发现双眼角膜直径增大，轻

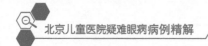
度水肿，晶体混浊，同时伴有额头突出、眼窝凹陷、肌张力低等表现，诊为"双眼先天性青光眼、双眼先天性白内障，眼脑肾综合征不除外"。给予苏为坦滴眼液降低眼压，同时建议手术治疗。现为进一步治疗收入我科。

【既往史】

生后曾因"新生儿反应弱"在我院住院治疗。否认手术史、外伤史、输血史。否认传染病密切接触史。否认食物、药物过敏史。

【出生史】

第2胎第2产，足月，因"胎儿宫内窘迫"剖宫产，现抬头不稳，不能翻身，肢体发软。母孕期相关检查无明显异常，否认宫内感染史。

【家族史】

父母健康，非近亲结婚，其同母异父哥哥曾行双眼先天性白内障手术。否认家族中有其他遗传倾向性疾病及传染性疾病。

【检查】

体格检查　额头突出，眼窝凹陷（图18-1），四肢肌张力低，双侧膝腱反射弱，双侧跟腱反射弱，双侧巴氏征（−），克氏征（−），布氏征（−）。右侧隐睾。视力：患儿不合作。粗大眼球震颤。眼压：右眼18 mmHg，左眼15 mmHg。角膜直径：右眼12 mm，左眼11.5 mm。双眼结膜无充血，右眼角膜可见Haab纹（图18-2），左眼角膜清亮。双眼晶体中央星状混浊，约4 mm大小，散瞳后可见双眼杯盘比约0.3。角膜厚度右眼 713 μm，左眼 622 μm，眼轴长度右眼 18.70 mm，左眼 18.66 mm。FVEP：双眼 P2 潜伏期大致正常，振幅轻度降低。ERG：双眼明暗适应 a、b 波振幅轻度下降。

辅助检查

1. 尿常规：尿蛋白（＋），潜血微量，尿钙 / 尿肌酐 =1.52 提示升高。Torch：CMV-IgG（＋），HSV-IgG（＋），余正常。生化全项：尿素 1.14 mmol/L（下降），肌酐 22.4 mmol/L（下降），碱性磷酸酶 446 U/L（升高），天冬氨酸氨基转移酶 104.6 U/L（升高），肌酸激酶 672 U/L（升高），乳酸脱氢酶 528 U/L（升高），余正常。24 小时尿蛋白定量：375 mg/24 h（升高）。

2. 眼 B 超：双眼晶体回声增强，玻璃体腔内及球后未见异常回声。

3. 泌尿系 B 超：双肾髓质内少许钙质沉着，双侧肾盏内散在附壁点状强回声，双肾未见积水征象，双侧未见输尿管扩张，膀胱未见异常。

4. 基因检测：X 染色体上 *OCRL* 基因突变，母亲为携带者。

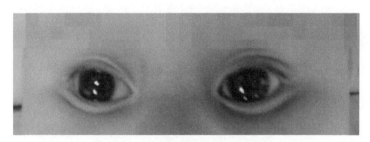

图 18-1　患儿眼窝凹陷，眼球大

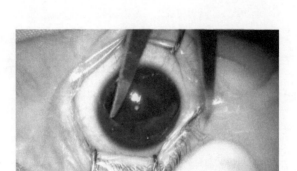

图 18-2　患儿右眼角膜可见 Habb 纹

【诊断】

1. 双眼先天性青光眼合并眼脑肾综合征。

诊断思路：①患儿 4 个月大，有角膜大、畏光现象。查体提示角膜直径：右眼 12 mm 左眼 11.5 mm。眼压：右眼 18mmHg，左眼 15 mmHg。右眼角膜可见 Habb 纹，左眼角膜清亮。角膜厚度：右眼 713 μm，左眼 622 μm。眼轴长度：右眼 18.70 mm，左眼 18.66mm。双眼杯盘比约 0.3。眼压、角膜直径、眼轴长度、角膜厚度、杯盘比均高于正常值。故诊断"双眼先天性青光眼"。②患儿同时尿蛋白（＋），尿潜血微量，四肢肌张力低下，特殊面容（额头突出、眼窝凹陷），发育迟缓，隐睾。符合"眼脑肾综合征"表现。对母亲行散瞳验光检查发现其晶体为细小点状混浊，符合携带者表现。基因检测：X 染色体上 *OCRL* 基因突变，母亲为携带者。进一步证实了这个诊断。

2. 双眼先天性白内障。

诊断思路：患儿生后追物不灵活，眼科检查示双眼对称，晶体中心呈星状白色混浊。B 超提示双眼晶体回声增强，玻璃体腔未见异常回声。患儿无出生后感染史、外伤史。同母

笔记

异父哥哥患先天性白内障。故诊断"双眼先天性白内障"。

【鉴别诊断】

1. 先天性大角膜：该病表现为角膜横径 13 mm 以上，纵径 12 mm 以上，而眼压、眼底、视功能正常在正常范围。角膜中央透明，不伴随后弹力层破裂。本例患儿右眼明确可见角膜后弹力层破裂，眼压高于正常，故不考虑该病。

2. 原发性先天性青光眼：该病不合并其他眼部异常，不合并全身异常。本例患儿合并先天性白内障，蛋白尿、肌张力低，发育迟缓，特殊面容，故不考虑该病。

【治疗原则】

先天性青光眼合并眼脑肾综合征是眼科需要尽早治疗的疾病，需要迅速、正确诊断并及时处理，诊治流程可参考图 18-3。

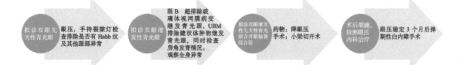

图 18-3　先天性青光眼合并眼脑肾综合征诊治流程

【治疗方案】

1. 一般治疗：药物降眼压。

2. 全麻术前检查：因患儿合并全身异常，需要肾内科、神经内科、心内科综合治疗，经麻醉科全面评估，才能在全麻下施行手术。

3. 手术治疗：尽早降低眼压是治疗的核心。本例患儿于就诊后第 40 天在全麻下行双眼小梁切开术，术程顺利。

4. 预防术后前房出血：叮嘱家长看护好患儿，不要抓、碰、揉眼，不要哭闹。

5.麻醉药物代谢慢：患儿自身肌张力低下，肝功能异常，麻醉后药物代谢慢，肌张力恢复较正常患儿慢，术后须注意心电监测，同时嘱家长注意患儿呼吸变化情况。

本例患儿经过手术治疗 7 天后出院，未发生术后前房出血，未发生呼吸抑制。术后随访，眼压稳定，于手术 2 个月 8 天后行双眼晶体切除＋前玻切术，术后检查眼底（C/D）：右眼 0.3，左眼 0.2。术后验光并配戴框架眼镜，积极进行视觉康复训练。同时嘱定期于内科复查尿常规，监测尿蛋白变化；于神经内科积极进行康复治疗。

病例分析

对追物不灵活、畏光的患儿问诊时，应重点关注追物不灵活发生的诱因、时间、程度、其他伴随症状以及发展过程。最常见的病因有先天性白内障、角膜病变、先天性青光眼、视网膜病变、视神经病变、脑瘫、颅脑外伤等。其中，先天性青光眼、先天性白内障是较常见的病因，其发病率并不低，散瞳检查和眼部 B 超可以明确诊断。病史询问思路具体见表 18-1。

表 18-1 病史询问思路

1. 是否有诱因：孕期是否有感染史、缺氧史？出生时是否有缺血、缺氧史？是否早产？出生后是否有颅脑外伤？出生后是否有病毒感染史？无明显诱因？

2. 发生时间：出生就追物不灵活、畏光？出生后某个时间开始追物不灵活、畏光？突然发生？逐渐发生？

3. 追物不灵活、畏光的程度：对光及任何物体无反应，无眼追随运动？对光有追随，对物没有追随？对光有追随，对物有追随，但是很慢？轻度畏光？严重畏光？

（续表）

4.　追物不灵活的发展：开始时不追光追物不灵活，逐渐追光，逐渐追物？开始时追光追物，逐渐追物不灵活不追光？开始就不追光追物不灵活，至今无变化？开始时追光追物正常，突然追物不灵活不追光？

5.　伴随症状：畏光？眼球震颤？全身发育异常？

6.　诊疗经过：是否曾于外院就诊？所做检查？检查结果？曾是否应用药物治疗或手术治疗？治疗效果如何？

7.　一般情况：精神、食欲、睡眠、二便如何？

8.　既往史及家族史：是否早产史？是否有缺血、缺氧史？是否有感染史？是否有外伤史？是否有遗传性眼病家族史？家族中是否有视力差患者？

　　本例双眼先天性青光眼合并眼脑肾综合征是眼脑肾综合征以眼部病变为首发的病例。眼脑肾综合征（the oculocerebrorenal syndrome of lowe，OCRL）也称 Lowe syndrome，是以影响眼、脑、肾为特点的多系统发育异常的 X 连锁隐性遗传病，是罕见病，发病率大概是 1/500 000。1952 年由 Lowe 等首次报道，临床以先天性白内障、中枢神经系统异常和肾小管功能障碍为主要表现，目前已认识到其发病原因主要和 OCRL 基因突变有关，在妊娠早期就已经开始形成。100% 的 OCRL 患儿均有先天性白内障，约 50% 伴有婴幼儿型青光眼。

　　1.诊断　对于先天性青光眼，根据角膜扩张水肿、Haab 纹、眼压升高、眼轴增大、杯盘比增大、畏光、流泪、眼睑痉挛等体征和症状可以确诊。本例患儿有典型的角膜水肿扩张、Haab 纹、眼压高、眼轴长、杯盘比大同时有畏光现象。因为患儿同时患有先天性白内障，进一步观察全身情况，发现患儿额部突出、眼窝凹陷、肌张力低下、精神运动发育迟缓、尿蛋白（+）、尿潜血（+），具有 OCRL 的临床表现，遂进行多学科会诊、基因检测，最终确诊为 OCRL。

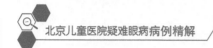

2.青光眼的治疗 控制眼压至正常平稳是青光眼治疗的核心，尽早处理可降低视神经损伤的程度，也能尽可能恢复视功能。对于婴幼儿时期发生的先天性青光眼，房角手术是首选，小梁切开术成功率可达80%。

3.并发症的处理

（1）预防再出血：术中眼压平稳，术后须注意避免患儿哭闹、揉眼，如果出血不能吸收需要进行手术冲洗。

（2）术后眼压高：术后早期眼压高与术中术后前房出血、粘弹剂残留、睫状体水肿相关，给予局部降眼压眼药可控制。远期眼压升高与周边虹膜前粘连、schlemm管关闭、房角发育不良的严重程度相关，因此术后应缩瞳3个月，减少粘连的机会，如果眼压控制不良需要再次手术治疗。

（3）睫状体脉络膜脱离：局部和全身激素＋甘露醇治疗。

4.眼脑肾综合征的治疗 建议患儿到肾内科、神经内科就诊，并定期复查。

病例点评

先天性青光眼合并眼脑肾综合征是儿童青光眼合并非获得性全身性疾病的一种，属于继发性青光眼。手术方式同原发性先天性青光眼。

术后前房出血是其常见的并发症。主要原因是因为schlemm管内壁切开，静脉回流所致。一般1周内可以吸收，如果不能吸收，需手术冲洗。

术后呼吸抑制是麻醉的主要风险。故手术前需要多学科会诊，进行麻醉评估，准备充分后方可施行全麻手术，特别需要注意的是术中麻醉用药情况。

对于同时存在的先天性白内障，建议行二期手术。这是因儿童手术后葡萄膜反应较成人重，小梁切开术后需缩瞳 3 个月，而白内障手术后需散瞳，故建议分期手术。

此病例提示我们，对于儿童青光眼要注意有眼部其他异常，全身异常的可能，问诊要仔细，治疗时要全面考虑，分清主次。

参考文献

1. MEHTA Z B，PIETKA G，LOWE M. The cellular and physiological functions of the lowe syndrome protein OCRL1. Traffic，2014，15（5）：471-487.

2. 胡艳滨，颜华 . 眼脑肾综合征二例 . 中华眼科杂志，2011，47（9）：844-846.

3. 华芮，杨威，孙念怙，等 . 眼脑肾综合征一家系的 OCRL 基因致病突变检测 . 中华眼科杂志，2011，47（9）：801-805.

病例 19
先天性纤维血管瞳孔膜继发青光眼

病历简介

【主诉】

患儿，男，8.5月龄，主因"生后1个月家长发现左眼瞳孔区白点，7天前左眼发红"就诊。

【现病史】

患儿出生后1个月家长无意间发现其左眼瞳孔区发白，无眼红，无畏光、流泪现象。就诊于当地医院，诊断为"左眼先天性白内障（前囊型）"。建议观察，待年龄稍长后行手术治疗。回家后家长未对患儿病情变化给予足够重视。7天前突然发现患儿左眼白发红，黑眼珠发灰，且不明原因哭闹，遂再次就诊于当地医院，诊为"左眼葡萄膜炎继发青光眼"，给予百利特滴眼液、布林佐胺滴眼液滴眼，无好转，故转诊到我院门诊。诊为"左眼先天性纤维血管瞳孔膜继发青光眼"。为进一步治疗，收入我科。

【既往史及出生史】

既往体健，否认手术史、外伤史、输血史。否认食物、药物过敏史。否认结核、肝炎等传染性疾病密切接触史。

父母健康，非近亲结婚，否认家族中有遗传倾向和传染病史。

第 1 胎第 1 产，足月顺产，3 个月大会翻身，6 个月大会坐，目前未发现全身发育异常。母孕期相关检查无明显异常，否认宫内感染史。

【检查】

体格检查　左眼结膜混合充血（++），角膜水肿，扩张，直径 11.5 mm，KP（+），瞳孔小，无直接光反射，瞳孔区被白色膜完全覆盖，周边虹膜膨隆与角膜内皮相贴，房角完全关闭，仅存中央前房，房水闪光（−）（图 19-1）。右眼结膜无充血，角膜清，直径 10.5 mm，前房中深，瞳孔圆，光反射（+），晶体清，视盘界清色可，C/D=0.1，网膜颜色好。眼压：右眼 14.5 mmHg，左眼 47.4 mmHg。眼轴：右眼 19.87 mm，左眼 22.11 mm。角膜厚度：右眼 508 μm，左眼 647 μm。Teller 卡：双眼 9.8 cy/cm（55 cm），单眼不配合。

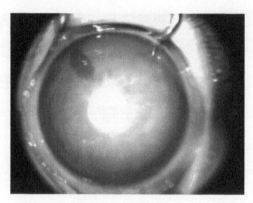

图 19-1　RetCam 照

辅助检查

1.Torch：　①IgM（－）；　②IgG：CMV-IgG（＋），HSV-IgG（＋），提示曾有过 CMV、HSV 感染，目前没有活动性病毒感染。

2.前房穿刺液检查：CMV、HSV、VZV、EBV 拷贝数未见异常，排除眼内四重常见病毒感染。炎症因子 IL-8 98.4 pg/mL，IL-6 1564.2 pg/mL，高于正常值，提示有非特异性炎症反应。

3.眼部 B 超：双眼玻璃体腔及球后未见异常回声，左眼虹膜后粘连。

4.UBM：提示左眼虹膜膨隆，瞳孔后粘连，周边虹膜前粘连，房角关闭（图 19-2）。

5.病理检查：纤维组织，被覆色素上皮（图 19-3）。

笔记

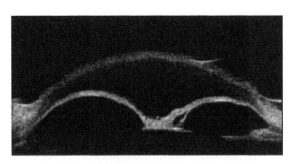

图 19-2　UBM

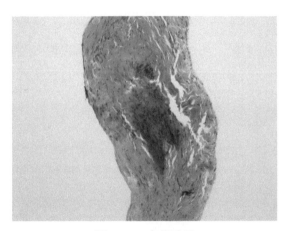

图 19-3　病理结果

【诊断】

1. 左眼先天性纤维血管瞳孔膜继发青光眼。

诊断思路：①患儿以左眼眼红、角膜混浊为主要表现，查体见左眼角膜水肿扩张，眼压 47.4 mmHg，角膜直径 11.5 mm，角膜厚度 647 μm，眼轴 22.11 mm，与对侧眼比较角膜直径增大，厚度增加，眼轴增大，提示左眼青光眼。左眼前房周边消失，瞳孔闭锁，提示青光眼为继发性。故诊断左眼继发青光眼。②患儿男性，出生后 1 个月家人发现瞳孔区白点，当时无眼红无角膜混浊，无畏光流泪，提示发病为先天性，发病时无明显炎症反应。入院查体瞳孔区白色机化膜完全遮盖瞳孔，瞳孔不能伸缩，房水闪光（－），提示无明显葡萄膜炎症反应。眼部 B 超提示双眼玻璃体腔及球后未见异常回声，左眼虹膜后粘连。UBM 提示左眼虹膜膨隆，瞳孔后粘连，周边虹膜前粘连，房角关闭。提示无明显晶体混浊，瞳孔区有膜与晶体粘连。故诊断为左眼先天性纤维血管瞳孔膜继发青光眼。

【鉴别诊断】

1.先天性白内障：幼儿出生后瞳孔区发白最常见的病因就是先天性白内障，但是先天性白内障不会影响瞳孔的大小和正常的伸缩，散瞳后检查可以明确看见晶体部分或者全部混浊。本病例瞳孔不能散大，瞳孔区看不到晶体。故不考虑该诊断。

2.葡萄膜炎：葡萄膜炎亦可表现为眼红、畏光、流泪，应与本病鉴别。但活动性葡萄膜炎可见角膜后 KP（＋），房水闪光（＋），波及全眼球时 B 超应提示玻璃体细点状混浊；该患儿 KP（－），房水闪光（－），B 超提示玻璃体未见异常回声。感染性葡萄膜炎应有明显诱因（如外伤史，全身或者局部感染史），患儿无相应病史，同时血及前房水检测无活动性病毒感染。自身免疫性葡萄膜炎多为双眼，可伴随全身免疫性疾病（如幼年特发性关节炎，系统性红斑狼疮等）。本例患儿单眼，未发现全身症状。故不考虑该诊断。但是本例患儿前房穿刺液炎症因子为 IL-8 98.4 pg/mL、IL-6 1564.2 pg/mL，高于正常值，提示有非特异性炎症反应。需行病理检查以进一步确诊。

3.原发性先天性青光眼：本病亦可有角膜混浊、水肿、扩张、眼压升高等表现。但原发性先天性青光眼前房深，瞳孔正常，故不考虑本病。

4. 其他应鉴别的疾病包括：Peters anomaly、Axenfled-Rieger 综合征。

【治疗原则】

青光眼是眼科急诊之一，需要迅速、正确地诊断和处理，诊治流程可参考图 19-4。

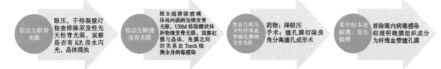

图 19-4　青光眼诊断及处理流程

【治疗方案】

1. 一般治疗：对先天性纤维血管瞳孔膜继发青光眼进行处理前应注意患儿吃奶情况，以避免患儿接触病原体，此外还应保持环境温度适宜，注意避免患儿感冒、发热、拉肚子。

2. 降眼压：眼压高导致的疼痛是患儿烦躁不安的重要原因，也会导致患儿出现不明原因哭闹，从而增加眼压持续增高的风险，严重时患儿无法离开母亲怀抱，此时应及时使用甘露醇降低眼压可缓解患儿的症状。

本例患儿给予甘露醇静点 40 mL（5 mL/kg）1 次 / 日，左眼布林佐胺滴眼液 2 次 / 日，盐酸卡替洛尔滴眼液 2 次 / 日，曲伏前列腺素滴眼液睡前 1 次。

3. 抗感染：考虑患儿眼压高拟行手术治疗，术前给予左氧氟沙星滴眼液清洁结膜囊。

4. 全麻术前检查：患儿须尽早手术，故应尽快完善全麻术前检查及麻醉科评估。

5. 手术治疗：尽早处理掉先天性纤维血管瞳孔膜形成，前房是先天性纤维血管瞳孔膜继发青光眼治疗的核心。本例患儿于发病第 15 天在全麻下行左眼瞳孔膜切除房角分离前房成形瞳孔成形虹膜周切术，术程顺利。

6. 预防前房及玻璃体出血：眼压急剧下降容易导致眼内出血。瞳孔膜上有血管，切除时也易出血。术前积极降眼压，术中缓慢释放眼压，术后保持稳定眼压是预防的关键。术中须注意维持眼压以及电凝止血。

7. 维持水电解质平衡：甘露醇静点可导致离子及肝肾功异常，心功能异常，尤其婴幼儿较成人耐受力低，须注意脱水后患儿精神状态，及时监测，对症处理。

8. 瞳孔再次阻滞继发青光眼的可能性：瞳孔再次闭锁有 2 个原因。①复发。先天性纤维血管膜如果切除不净，有复发的可能性，故手术时尽量切除干净，延伸到虹膜后的膜需将其去除，如果延伸到晶体后，需要行晶体摘除，可分期手术。②术后的葡萄膜炎导致虹膜后粘连；故术中需将周边虹膜切除，术后可局部给予激素眼药水（醋酸泼尼松龙滴眼液 6 次 / 日，每周减 1 次），同时给予阿托品眼用凝胶 2 次 / 日进行散瞳 1 个月。

本例患儿经过手术治疗及术后用药治疗后，术后 7 天后出院，眼压控制正常，前节无明显炎症反应，玻璃体少量出血。

病例分析

对突发眼红的患儿问诊时，应重点关注眼红的发病时间、发病诱因、伴随症状、发展过程。最常见的原因是有急性结膜炎、泪囊炎、角膜炎、青光眼、葡萄膜炎、眼外伤等。其中青光眼对视力的损伤极大，需要及时诊治。眼压、眼前节、眼 B 超、眼底检查、泪道冲洗可明确诊断，须引起足够的重视。病史询问思路具体见表 19-1。

表 19-1 病史询问思路

1. 诱因：感冒、发热（急性结膜炎、角膜炎、泪囊炎、葡萄膜炎）？关节疼痛肿胀（葡萄膜炎）？外伤？无明显诱因？传染？
2. 眼红部位：睫状充血？结膜充血？混合充血？眼周皮肤发红？发生时间？
3. 瞳孔的变化：突然发生（葡萄膜炎、眼外伤）？缓慢加重（先天性）？发生时间？发生的变化？
4. 角膜的变化：混浊？扩张？发白？
5. 伴随症状：发热（急性结膜炎、泪囊炎）？畏光流泪（青光眼、泪囊炎、角膜炎）？不明原因哭闹（青光眼）？不睁眼（角膜炎）？分泌物（急性结膜炎、泪囊炎）？
6. 诊疗经过：是否曾于外院就诊？所做检查？检查结果？是否曾应用药物或手术治疗？治疗效果如何？
7. 一般情况：精神、食欲、睡眠如何？是否伴随全身发育异常？
8. 既往史及家族史：剖宫产？孕期感染史？生后感染史？家族遗传性眼病？

先天性纤维血管瞳孔膜继发青光眼（secondary glaucoma following congenital fibrovascular pupillary membrane，SGCFPM）是一种少见的婴幼儿继发性青光眼。

先天性纤维血管瞳孔膜（以下简称膜）是永存胎儿血管的一种，是玻璃体血管系统在胚胎时期退化未净的产物。因

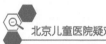
其上面仍有滋养血管，故出生后仍会进展。可分为 3 种类型：①膜部分遮盖，瞳孔眼压正常。②膜完全遮盖瞳孔，眼压正常。③膜完全遮盖瞳孔，眼压升高。这 3 种类型是膜发展的 3 个阶段，有的病例会停止在某个阶段，不再发展，有的发展至青光眼期，如同本病例。发展至青光眼期如果没有及时治疗，会导致视神经萎缩，影响视力；以及眼球扩大角膜混浊，斜视，影响外观。

1. 诊断　先天性纤维血管瞳孔膜是永存胎儿血管的一种，其发展到晚期可出现继发青光眼。对于出生后瞳孔区有白点、眼压高的患儿要高度怀疑 SGCFPM。就诊时要仔细检查眼前节是否有活动性炎症反应；还需辨别瞳孔区是膜还是晶体混浊；眼部 B 超和 UBM 排除眼内肿瘤、玻璃体炎症、视网膜脱离等疾患。

2. 眼压处理　药物及手术治疗。确诊后首先给予药物降眼压，并积极进行术前准备，以尽早手术。手术的重点是膜的完全切除，并分离房角，形成前房和瞳孔，同时注意保护晶体。手术的难点：①周边角膜与虹膜相粘连，器械无法进入前房。需先行虹膜周切，自周切口注入前房粘弹剂，分离虹膜前粘连及房角，注意保护角膜内皮。②自周切口注入后房粘弹剂分离膜与晶体，避免损伤晶体。③注意膜可能会在虹膜后延续至晶体赤道部或者晶体后，要仔细分离膜与虹膜，避免暴力牵拉，损伤虹膜及晶体。④控制眼压缓慢下降。此手术需要精细操作，应由经验丰富的医师执行。

3. 并发症的处理

（1）虹膜出血：切除膜之前应在膜与虹膜交界处进行电

凝，切除后如果仍出血，可再次电凝，同时升高眼压。

（2）复发：术中应尽量切净膜组织。

（3）角膜内皮损伤：分离虹膜与角膜时于有前房的位置推入粘弹剂，缓慢推开虹膜。

（4）眼底出血：眼压骤降会导致眼底出血。术前应积极降眼压，术中可缓慢放房水，以减少眼压波动。

（5）晶体损伤：如有损伤，可同时行晶体摘除前玻切术。

病例点评

SGCFPM 属于儿童青光眼合并眼部非获得性疾病的一种，其视力预后不良。正确诊断、及时治疗是关键。

术中形成前房很重要。为了注入粘弹剂形成前房，须在切口处做一虹膜根切，此虹膜周切很重要。其作用有：①释放后房压力。②注入前房粘弹剂。③注入后房粘弹剂。④预防再次发生瞳孔阻滞时眼压升高。

复发是 SGCFPM 的严重并发症。如果复发遮挡视轴或者眼压升高，需二次手术。术中注意观察与膜延续处的虹膜后方是否有膜的延续。

晶体损伤也是 SGCFPM 的严重并发症之一。术中分离膜与晶体时应注意操作轻柔，仔细分离，避免暴力。

虹膜出血较常见，术中应注意电凝止血，保持眼压稳定。

玻璃体出血也是严重并发症之一。如果不能自行吸收，需要进行手术治疗。

总之，对于 SGCFPM 应在诊断明确的基础上，尽早施行手术，减少并发症的发生。同时注意手术需精细操作，术后应积极进行弱视治疗，以改善患儿的预后。

参考文献

1. ALEXANDER D D, FREDERICK A, EISSA HANNA. MD：Congenital pupillary-iris-lens membrane with goniodysgenesis a rare cause of glaucoma and vision loss. International ophthalmology clinics，2009，49（1）：83-88.

2. LIANG T W, ZHANG C Y, BAI D Y, et al. Clinical characteristics and treatment of congenital fibrovascular pupillary membranes. Zhonghua Yan Ke Za Zhi，2018，54（11）：849-854.

3. LAMBERT S R, BUCKLEY E G, LENHART P D, et al. Congenital fibrovascular pupillary membranes：clinical and histopathologic findings. Ophthalmology，2012，119（3）：634-641.

病例 20
Shimmelpenning 综合征

病历简介

【主诉】

患儿，女，14月龄，因"生后发现右眼角膜多发灰白肿物"就诊。

【现病史】

患儿生后发现右眼角膜可见 3 个灰白肿物，肿物表面可见细小血管。患儿右眼可追光追物，左眼有遮盖激惹现象。右侧头部可见毛发脱失区，右侧头、颜面、颈部呈浅棕黄色皮肤病变。患儿母亲诉近半年来其角膜肿物渐增厚、增大，验光无法获得结果，为避免影响视力发育，家长强烈要求手术治疗，遂来我院就诊。

【既往史及个人史】

足月顺产，P4G2，有一哥哥，父母及哥哥均体健，否认家族遗传史，否认传染病及孕期感染史。无癫痫病史。

发育与同龄儿相同，3个月大会翻身，6个月大会坐。否认过敏史。否认宫内感染史。

【检查】

体格检查 视力（裸眼）：患儿右眼可追光追物，左眼有遮盖激惹现象。Teller 卡检查：双眼 20/130，4.8cy/cm。屈光筛查：右眼不能测出，左眼 +1.50 DS=-0.75 DC×175°。眼压：右眼 7 mmHg，左眼 5 mmHg。双眼睑无红肿，右眼颞侧（9 点 ~ 12 点）、鼻侧（1 点 ~ 4 点）可见灰白色肿物，累及角膜缘，侵入角膜，达深基质层。颞侧肿物大小约 2 mm × 3 mm，鼻侧肿物大小约 3 mm × 4 mm。7 点位角膜缘内 2 mm 可见独立灰白色角膜肿物，大小约 1 mm × 1 mm。全角膜可见三个灰白肿物，肿物表面可见细小血管，瞳孔可见，约 3 mm，对光灵敏，晶体清（图 20-1）。左眼未见异常。

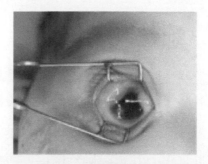

图 20-1 角膜病变情况

辅助检查 血、尿常规，肝、肾功能，血生化均正常。腹部 B 超：肝、胆、胰、脾、肾及肾上腺未探及囊肿及肿物。头颅 MRI 未见异常。超声心动：房间隔卵圆窝处回声缺损 2.7 mm，室间隔回声连续。主动脉弓降交界部可见一宽约 1.5 mm 的细小血管，远端与肺动脉分支相连。颈部皮损组织病理检查：可见增生的皮脂腺腺体；诊断为皮脂腺痣（图 20-2）。二代测序基因检测未见与临床表征吻合的明确致病基因。Retcam 眼底检查：双眼视盘边界清，右眼视盘偏大，C/D=0.5，中央色淡，周围可见橘红色改变，脉络膜色略淡（图 20-3）。眼底荧光造影：右视盘强荧光，周围可见荧光着染，晚期未见明显渗漏。B 超：右眼视盘鼻侧和颞上方可探及高回声占位性病变，大小约 5.4 mm×1.2 mm，6.0 mm×4.3 mm×1.7 mm，声影阳性，其上未见血流信号，余未见异常信号。左眼球内未见异常信号。考虑"右眼脉络膜骨瘤"（图 20-4）。UBM：右眼颞侧肿物侵入角膜深度约 0.65 mm，鼻侧肿物侵入角膜深度约 0.65 mm（图 20-5）。

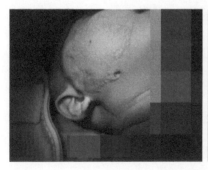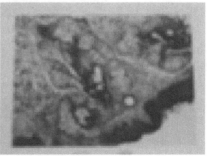

图 20-2 皮肤病损及病理检查

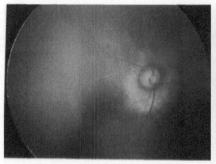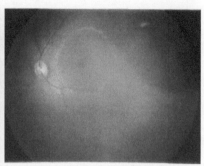

图 20-3　眼底检查

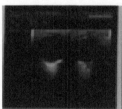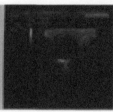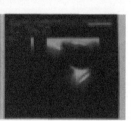

图 20-4　B 超

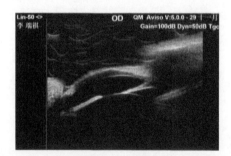

图 20-5　UBM

【诊断】

1. 右眼角结膜迷芽瘤。

2. 面部皮脂腺痣。

3. Shimmelpenning 综合征。

【鉴别诊断】

1. Goldenhar 综合征：是一种在胚胎发生过程中因第一和

第二鳃弓结构的改变而导致的以眼、耳、颜面和脊柱发育异常为主的遗传性先天性缺陷，可伴有其他器官系统如心脏、肾脏、神经系统异常。其眼部表现为角膜皮样瘤、结膜脂肪瘤，可合并眼睑缺损、泪道狭窄、眉毛稀疏、斜视、上睑下垂等。还可有小耳或耳前赘、半侧颜面短小与口面裂、下颌发育不良、脊柱畸形和四肢异常（如多指、缺指、四肢短小等）。

2. 视网膜母细胞瘤：其是婴幼儿最常见的眼内恶性肿瘤，好发于 3 岁以下儿童，发病率约为 1/15 000，常以白瞳症为首发症状。影像学检查可见眼内高密度肿块，瘤体内有血流信号，肿块内钙化斑可作为特征性诊断。本例患儿 B 超检查呈高回声影，应与视网膜母细胞瘤的钙化灶相鉴别。Schimmelpenning 综合征眼底病灶性质多为脉络膜骨瘤，B 超也可呈现高密度影，但位置为脉络膜且无血流信号，故可鉴别。

【治疗方案】

拟患儿生后 15 个月大行右眼角膜结膜肿物切除 + 不规则形板层角膜移植术。鼻侧和颞侧肿物侵及角膜深基质层，板层切除之，并予干燥角膜植片行板层角膜移植术。7 点位肿物深度较浅，且靠近瞳孔区，遂以 1 mm 环钻钻取并板层剖切病变组织，未行板层角膜移植。术毕，予绷带镜配戴，促进角膜上皮修复。

病理回报：迷芽瘤。可见非角化的鳞状上皮，少量腺体及软骨、纤维、脂肪组织（图 20-6）。

术后 2 年植片透明，外观恢复满意。Teller 视力：右眼 20/63，左眼 20/63。分期行面部皮脂腺痣切除术（图 20-7）。

提示：病理回报支持诊断为迷芽瘤。手术的难度在于迷芽瘤的多发性和不规则性，需要采用个性化板层角膜移植，手术难度大。术中尽量保证剖切彻底，避免复发。

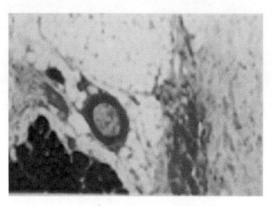

图 20-6　角膜病理回报迷芽瘤

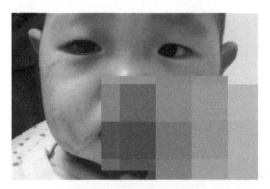

图 20-7　术后外观满意

病例分析

　　表皮痣综合征是一种罕见的神经皮肤综合征，为外胚叶发育不良引起。Solomon 等于 1968 年首次描述了这一先天性疾病，除了皮损外，其还同时合并有骨骼或中枢神经等系统畸形或异常。1995 年 Happle 将表皮痣综合征分为 5 型：

① Shimmelpenning 综合征，其表现为皮脂腺痣伴大脑异常，眼组织缺损和眼结膜脂样囊肿，非遗传；②黑头粉刺痣样综合征，常伴白内障，非遗传。③色素性毛茸状表皮痣综合征，包括 Becher 痣、同侧乳房发育不良、骨骼异常（如脊柱侧凸），显性遗传；④ Proteus 综合征，伴有表浅的表皮痣，非器官组织类型；显性遗传；⑤ Child 综合征，大多数发生在女性患儿，其表现为弥漫性单侧分布疣状黄瘤，X 性连锁显性遗传。

Shimmelpenning 综合征皮肤病变表现为黄粉色或者淡褐色的疣状增生物，有的呈线状分布，可见于身体的任何部位。其中以皮脂腺分布较多的部位（如颜面、颈部及胸部）多见，也有文献称其为 Jadassohn 脂肪痣。其皮损分布的特点严格按照皮肤科常用的 Blaschko 线区分（图 20-8），病损不过中线。在婴儿期表现为秃发、扁平、无色的病变，为发育不良的脂肪腺体和毛囊引起乳头状的上皮增生。到青春期会出现腺体角化、疣状改变、病灶颜色变深。到第三阶段，可能发生良、恶性肿瘤改变。

表皮痣综合征的眼部异常，除了最常见的球旁复合迷芽瘤，还会有眼底发育异常。有文献报道其一个重要特征是后巩膜软骨会在病变累及处的眼底产生黄白色病变，由于软骨在超声和 CT 的显像与骨骼相似，故很容易被诊为脉络膜骨瘤。

Shimmelpenning 综合征的患儿 15% ~ 50% 伴有智力障碍、癫痫发作，15% ~ 70% 伴有骨骼发育异常、骨畸形，15% ~ 20% 患儿的皮脂腺痣可以发展为肿瘤，12.6% ~ 33% 伴发血管畸形，10% 伴发泌尿系统异常，12% 伴发心脏异常。多篇文献报道合并颅内蛛网膜囊肿，而蛛网膜囊肿的扩大很可能是发生癫痫的诱因。

本病遗传方式为镶嵌现象（genetic mosaicism），不同基因型的细胞染色体存在于同一个体中，突变不具遗传性。Leopold 报道了的 65 例皮质腺痣，其中 62 例（95%）为 *HRAS* 基因突变，3 例是 *KRAS* 基因突变。但本例患儿并未找到已报道的突变基因。

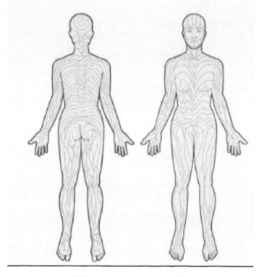

图 20-8　Blaschko 线

病例点评

认识疾病是前提，良好的宣教和全身多系统的疾病排查是关键。帮助患儿家长认识疾病的发展、转归及可能出现的并发症，以积极进行全身系统治疗。

眼科手术要优先考虑是否遮挡瞳孔，影响视力，再决定手术时机。角膜病灶如侵入范围超过 1/2 角膜，在彻底切除瘤体后，可行个性化板层角膜移植。病灶较浅的，可单纯切除病灶，配戴角膜绷带镜帮助上皮修复。

结膜脂肪瘤术后复发概率较高，建议切除，并修复球结膜外观，减轻瘢痕，并注意避免眼外肌副损伤。

　　皮肤病损可行病灶切除、皮瓣移植或激光治疗。

参考文献

1. WANG S M，HSIEH Y J，CHANG K M，et al. Schimmelpenning syndrome：a case report and literature review. Pediatr Neonatol，2014，55（6）：487-490.

2. TASSE C，BOHRINGER S，FISCHER S，et al. Oculo-auriculo-vertebral spectrum（OAVS）：clinical evaluation and severity scoring of 53 patients and proposal for a new classification. Eur J Med Genet，2005，48（4）：397-411.

3. TTANIGASALAM V，BHAT B V，MANIVANNAN S，et al. Choroid osteoma in schimmelpenning-feuerstein-mims syndrome. indian Pediatr，2018，55（7）：601-602.

4. SHIELDS J A，SHIELDS C L，EAGLE R C，et al. Ophthalmic features of the organoid nevus syndrome. Trans Am Ophthalmol Soc，1996，94：65-86.

5. SCHMITZEE S，BURCEL M，DASCALESCU D，et al. Goldenhar syndrome-ophthalmologist's perspective. Rom J Ophthalmol，2018，62（2）：96-104.

6. JAQUETI G，REQUENA L，SANCJEZ Y E. Trichoblastoma is the most common neoplasm developed in nevus sebaceus of Jadassohn：a clinicopathologic study of a series of 155 cases. Am J Dermatopathol，2000，22（2）：108-118.

7. HAPPLE R. Epidermal nevus syndromes. Semin Dermatol，1995，14（2）：111-121.

8. GREENE A K，ROGERS G F，MULLIKEN J B. Schimmelpenning syndrome：an association with vascular anomalies. Cleft Palate Craniofac J，2007，44（2）：208-215.

9. ECHEGARAY J J，YEANEY G，CHEN R，et al. Ectopic thyroid choroidal mass in linear nevus sebaceous syndrome. Ophthalmic Genet，2018，39（5）：666-667.

病例 21
不一样的眶蜂窝织炎

病历简介

【主诉】

患儿，女，10月龄，因"无诱因反复发热伴右眼眶周肿胀 4 天"就诊。

【现病史】

患儿无诱因反复发热伴右眼眶周眼睑红肿 4 天，最高体温 39.3℃，于当地就诊，查血常规示白细胞计数 1.87×10^9/L（参考值 40 ~ 100），予抗病毒治疗后发热未控制，眼睑红肿进一步加重。发病后第 5 天来我院就诊。门诊以"右眶周蜂窝织炎"收入我科，拟进一步抗感染治疗。

笔记

【既往史】

否认先天性泪囊炎或鼻窦炎病史。否认手术史、外伤史、输血史。否认过敏史。否认家族肿瘤史。4 个月大时头皮被蚊虫叮咬后出现绿脓杆菌感染、破溃，遗留陈旧皮损，无毛发生长。

父亲 14 岁时患 2 型糖尿病，爷爷年幼患小儿麻痹，现为肝癌晚期，奶奶及其姐妹兄弟均为重症肌无力患者。

【检查】

体格检查　患儿发病 5 天：高热，右眼眼睑皮肤红肿，内眦部皮肤局部轻隆起，并迅速融合，成为灰白色化脓性病变。右眼角膜清亮，前方中深，瞳孔圆，直径 3 mm，对光反射灵敏。左眼眼睑及眼内未见异常（图 21-1A）。发病 12 天：无发热，但眼睑病变仍迅速持续进展，内眦皮肤呈现约 1.7 cm × 1.6 cm 分界清楚的中心坏死区，呈黑色焦痂样坏疽改变，周围有红斑包绕。坏疽呈蚕食性侵蚀，病变波及上、下眼睑近 1/2 面积，深达全层眼睑，鼻侧角膜暴露（图 21-1B）。

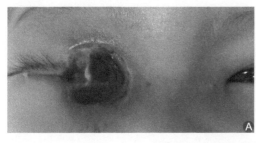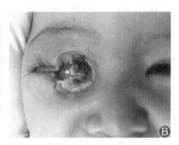

图 21-1　患儿左眼睑

辅助检查

1. 血常规：白细胞计数显著降低 0.31 × 10^9/L（参考值

4.0 ~ 10.0），红细胞计数 $2.78×10^{12}/L$（参考值 3.5 ~ 5.5），血小板明显减少 $52×10^9/L$（参考值 150 ~ 400），CRP 明显升高 > 170 mg/L（正常 < 8）。

2. 血培养、血真菌培养、骨髓培养和眼分泌物培养：结果均提示铜绿假单胞菌阳性。药敏试验：对庆大霉素、头孢拉定、妥布霉素均敏感。

3. 骨穿：骨髓增生极度减低，晚幼粒及以下构成比偏低，成熟细胞可见中毒颗粒。红细胞系统以晚幼红为主，形态大致正常。

4. 免疫相关检查：TB 细胞亚群 11 项检查示 B 淋巴细胞 CD19% 降低 1%（参考范围 8.5 ~ 14.5），自然杀伤细胞 CD16% 下降 5.6%（参考范围 9.5 ~ 23.5）。

5. PPD（－），EBV-DNA（－），TORCH-IgM（－），腹部 B 超（－），心脏彩超（－），补体系列（－），抗中性粒细胞质抗体（－），抗核抗体（－），脑脊液常规生化（－）。

6. 二代测序基因学检测未见与表型相符的明确致病基因。

7. CT 平扫示：右眼眶前部球周软组织水肿增厚，右下直肌及内直肌增粗，右眶内壁及眶下壁骨质模糊（图 21-2）。

8. MRI 示：双眼周围、面部软组织明显肿胀，脂肪及筋膜受累为著，符合蜂窝织炎改变（图 21-3）。

【诊断】

1. 右眼眶周坏疽性深脓疱病。

2. 败血症（绿脓杆菌）。

3. 原发免疫缺陷病（体液免疫缺陷）。

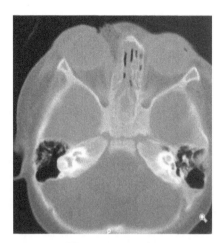

图 21-2　CT 平扫

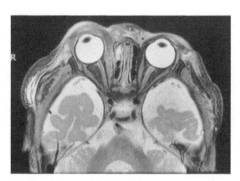

图 21-3　MRI

【鉴别诊断】

1. 眶蜂窝织炎：该病亦可表现为急性发作的眼睑红肿、发热伴白细胞升高，是小儿最常见的眼球突出的原因，应与本病相鉴别。但其眼痛表现为眼球运动时明显，合并眼球运动障碍。眼眶部及鼻窦 CT 可见明确眼眶及鼻旁窦炎症，并可排除眼眶异物、眼眶部及眶骨膜下脓肿。细菌培养多见金黄色葡萄球菌阳性，其次为肺炎球菌、溶血性链球菌，5 岁以下患儿多源于嗜血性流感杆菌感染等。常见全身并发症有海绵窦血栓形成，造成严重头痛、高热、烦躁或嗜睡，甚至意识障碍，一旦

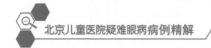

眶内炎症感染通过眶上裂或视神经孔扩散至颅内，将引起神经症状，甚至危及生命。

2. 睑腺炎：为最常见的眼睑化脓性炎症，也可表现为眼睑红肿、疼痛，但多于皮下睑板、睑缘处睫毛根部可触及限局性硬结，可伴触痛，数日后硬结中心脓点形成，破溃后炎症明显减退。多不伴全身发热，血象常无明显异常。

3. 过敏性睑皮炎：指眼睑皮肤对某种致敏原产生的过敏反应或刺激反应，以药物性皮炎最常见等。眼睑皮肤与致敏物质接触后出现眼睑发痒、烧灼感等刺激症状，伴皮肤湿疹样改变，严重可出现眼睑糜烂破损，后期转为结痂。常无全身感染表现。自限性病程，脱离致敏原后可痊愈。

4. 眼眶良性肿瘤：也可出现眼睑肿胀和眼球突出。常见的眼眶良性肿瘤包括：皮样囊肿、眼眶海绵状毛细血管瘤等。皮样囊肿多发生于出生后至青少年时期，表现为生长缓慢的眼眶眉弓颞上或颞下部位的皮下肿物，表面光滑，无压痛。若破溃亦可引起类似眶蜂窝织炎的炎症反应。CT 显示边界清楚的软组织占位性病变，可伴有周围骨质压迫吸收。眼眶海绵状血管瘤常表现为出生后无痛性的眼球突出，当体积较大时亦可压迫眼外肌继而出现眼球运动障碍，位于眶尖部的肿物压迫视神经引起眼部相应症状。

5. 眼眶恶性肿瘤：尤其是横纹肌肉瘤，多数见于 10 岁以下儿童，表现为发展迅速的眼球炎性突出、水肿，眶缘肿物使眼球移位。横纹肌肉瘤恶性度极高，可迅速累及全眶、颅内以及全身。眼眶 CT 示高密度占位和骨质破坏。体温及 WBC 大致正常。

【治疗方案】

1. 患儿入院后予阿莫西林舒巴坦钠、美罗培南和甲硝唑联合抗感染治疗。同时给予丙种免疫球蛋白支持治疗，能量合剂保护重要脏器，并予静脉输注血小板、红细胞、重组人粒细胞集落刺激因子（刺激骨髓造血），予止血药预防出血。眼部每日局部安尔碘清创换药，予左氧氟沙星滴眼液和妥布霉素眼膏局部应用抗感染治疗，贝复舒凝胶保护角膜上皮。

治疗效果：患儿热峰逐渐减少，峰值下降，体温恢复正常，大部分血液化验指标改善（白细胞计数：1.44×10^9/L；红细胞计数：3.01×10^{12}/L；血小板计数：48×10^9/L；CRP：57 mg/L）。

虽然患儿全身情况逐渐稳定，但患儿眼睑病变仍快速进行性加重，入院第 12 天，右眼睑的一半被黑色焦痂和周围红斑覆盖，呈蚕食性侵蚀，范围达眼睑 1/2，造成鼻侧角膜暴露。角膜清，瞳孔直径 3 mm，对光灵敏。左眼未见明显异常。

经治疗后患儿全身感染虽得到控制，但眼部病情仍在进展，且已造成严重眼睑缺损和角膜暴露，与常规眶蜂窝织炎病情发展规律不符。继续常规抗感染治疗可能会贻误病情，造成眼部感染进一步扩散，甚至波及眼内。在全身评估可接受全麻后，行眼部清创手术治疗已刻不容缓。

2. 发病第 15 天，为控制病变进展，拟在全麻下行右眼睑及眶深部清创联合睑缘临时缝合术。术中见到坏死深达 2 cm，累及整个鼻侧眶前软组织、眶上壁、眶下壁以及筛窦和上颌窦；内侧鼻骨、泪骨侵蚀、碎裂（图 21-4）；眼球内侧巩膜壁暴露，表面有淡黄色浸润。组织病理学示：送检物几乎全部为变性坏死组织，炎性细胞增多。

3.清创术后 3 天，眼睑组织坏死得到控制（图 21-5A）。此后，每日用抗生素（头孢他啶和妥布霉素）冲洗换药，油纱条填充（至腔隙逐渐缩小），全身继续抗感染治疗。

术后 15 天血常规示：白细胞 2.56×10^9/L，血小板 195×10^9/L，CRP<8 mg/L。血培养、涂片、革兰染色抗酸染色均未见细菌生长。

4.入院第 33 天（即清创术后 18 天），睑缘缝线松脱，出现角膜浅层溃疡和浸润（图 21-5B）。予配戴角膜绷带镜保护角膜上皮，1 周后角膜上皮修复，恢复透明。发病 10 个月后，眼睑恢复至外观相对满意，未进行二次眼睑整形手术（图 21-5C）。

结合患儿全身绿脓杆菌感染，眼部病变快速进展和黑色焦痂样的典型体征，以及原发性自身免疫缺陷的诊断。本例并非单纯的眶蜂窝织炎，符合由铜绿假单胞菌感染引起的婴儿眼睑及眶周坏疽性深脓疱病，其临床特点如下：早期无痛局部红疹，后迅速增大，中心坏死形成坏疽或溃疡，周围绕以红疹，可见典型的黑色焦痂样改变。

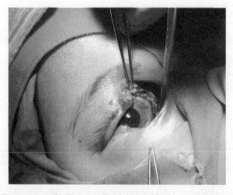

图 21-4　鼻骨和泪骨被侵蚀破碎，巩膜暴露

笔记

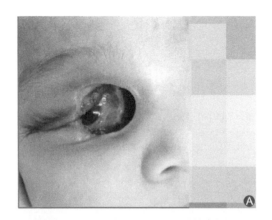

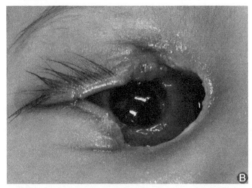

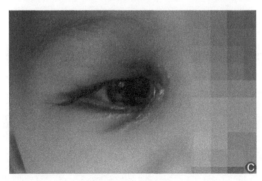

图 21-5 术后

📋 病例分析

    对快速进展的单眼眶周肿胀的患儿，在排除全身疾病外，还应注意肿胀的诱因、部位、性质、伴随症状及进展过程。最常见的病因有眶蜂窝织炎、儿童恶性眼眶肿瘤（如横纹肌肉瘤等）以及眼睑过敏反应。其中，儿童眶蜂窝织炎及横纹肌肉瘤病情进展迅速，重症可危及生命，须尽早明确诊断，积极对症治疗（表 21-1）。

表 21-1 病史询问思路

1. 诱因：全身感染？副鼻窦炎？眼局部感染？过敏？外伤？
2. 反复发热：感染类型？
3. 眼眶周肿胀：部位？范围？皮温？皮下搏动感？进展速度？泪囊炎？
4. 眼部及全身其他症状？
6. 诊疗经过：是否曾于外院就诊？所做检查？检查结果？是否曾应用药物或手术治疗？治疗效果如何？
7. 一般情况：精神、食欲、睡眠、二便情况？
8. 出生史：早产？先天性疾病？
8. 既往史及家族史：遗传病？传染病？肿瘤？

儿童眼眶蜂窝织炎常见诱发因素包括眼源、鼻源和全身感染。本例患儿否认鼻窦炎、无鼻部病变体征、鼻源感染首先排除。据其病史描述眼睑始终无包块，红肿主要集中在内眦部位，排除眼睑睑腺炎局部感染继发眶蜂窝织炎。且患儿白细胞低，当地抗病毒治疗无明显效果，病情进展迅速，须进一步完善检查（包括病变组织、血液细菌培养），以查找感染原因。结合患儿既往头皮被蚊虫叮咬后细菌培养确定为绿脓杆菌感染，患儿血象显示"三系"均降低，须排除再生障碍性贫血、白血病等血液肿瘤疾病。本例患儿血培养、血真菌培养、骨髓培养和眼分泌物培养结果均提示铜绿假单胞菌阳性，故患儿诊断为全身铜绿假单胞菌感染。血象示红细胞、白细胞、血小板

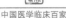

均降低，CRP 升高伴发热，骨髓象提示骨髓增生受抑制，故考虑重症感染所致骨髓抑制。免疫相关检查 TB 细胞亚群中 B 细胞和 NK 细胞比例降低，提示体液相关免疫缺陷可能。根据患儿病史和基因学检测，排除了白血病、再生障碍性贫血、癌症和药物相关免疫缺陷。因此，本例考虑为 1 例原发性免疫缺陷病。

坏疽性深脓疱病（ecthyma gangrenosum，EG）是一类非常罕见的铜绿假单胞菌感染引起的严重进行性皮肤损害，通常发生在中性粒细胞减少或免疫功能低下的患儿中。还可见于先天性无丙种球蛋白血症、再生障碍性贫血、药物相关的骨髓抑制和慢性抗生素使用的患儿中，偶可见于健康儿童。典型表现为无痛性坏死性溃疡，周围有红斑晕，也有文献报道 EG 是绿脓杆菌性败血症的特征性表现。

EG 非常罕见，仅见于 1% ~ 3% 的铜绿假单胞菌败血症患儿，常发病于臀部和会阴区或四肢，很少发生在面部和颈部。据报道面部受累仅占 6%，但会导致严重皮肤缺损，往往须行整形手术。从 1974 年至 2016 年，国内外仅有 2 例婴儿面部 EG 的病例报道：1 例累及眼睑，另 1 例累及唇部。累及眼睑和眼眶的成人病例也仅有数例报道，多见于白血病或化疗相关的骨髓抑制患者。

EG 的皮肤病变与常见的铜绿假单胞菌感染相关皮肤病变不同，皮疹最初为无痛的红色斑，继而增大形成出血性疱疹，并很快破溃成为中央坏死的硬化溃疡，伴有黑色焦痂和周围红斑。发生于眼部的 EG 多累及内眦部，表现为结膜炎、角膜炎、眼内炎和视网膜缺血，但眶前部及附属器受累少见。

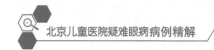

EG 的病理改变是一种细菌性血管炎，因细菌侵入血管壁和皮下组织增殖，引起细菌性血栓而导致的皮肤坏死。通常病变组织活检结果为血管的非特异性炎症和坏死。临床上，皮肤、尿或血培养铜绿假单胞菌阳性即可做出诊断。血清超敏CRP 升高，外周 WBC 及 PLT 多降低，有助于明确诊断。除铜绿假单胞菌外，坏疽性脓毒症也与金葡菌及大肠埃希菌等细菌有关。

EG 因早期临床表现与眶蜂窝织炎相似，但病情发展迅速，同时发生败血症，危及生命。早期识别并及时使用敏感抗生素治疗对降低发病率和病死率至关重要。皮损数量、抗生素治疗开始时间、中性粒细胞计数与预后直接相关。研究发现，未早期使用有效抗生素是影响病死率的因素之一。非败血症病例的病死率一般大于 15%，而败血症病例的病死率变化很大，可高达 96%。

除此之外，临床上有报道利用连续血液净化（continuous blood purification，CBP）治疗全身炎性反应综合征和多器官功能障碍综合征的效果明确。铜绿假单胞菌败血症患儿多有发热、CRP升高、白细胞数异常等全身炎性反应以及多器官受累的表现，符合 CBP 治疗的适应证。对于中性粒细胞减少的患儿，重组人粒细胞集落刺激因子辅助治疗有助于缩短疗程、提高生存率。

📋 病例点评

早期识别眼眶蜂窝织炎患儿中 EG 的典型病变并给予及

时、准确的治疗非常重要。由于病变可侵及深部组织甚至器官，需要在全身积极高效抗感染基础上，尽早行手术清创，清除所有坏死组织，控制病情进展。患儿术后出现眼睑缺损暴露性角膜炎，为避免发生遮盖性弱视，故不建议行眼睑缝合术。选用治疗性绷带镜促进角膜上皮修复，是适宜的选择。眼睑重建至少在术后 4 周后进行。但本病例手术清创后未行眼睑重建，患儿预后外观尚满意，提示婴儿自身组织修复力强，在病情稳定的基础上，可暂时延缓眼睑重建。

参考文献

1. PULIDO J, MCMAHON P, TREAT J R, et al. Labial ecthyma gangrenosum in an immunocompromised infant with leukemia: heightening awareness for the Urologist. Urology, 2012, 80（6）: 1366-1368.

2. AKKURT Z M, FIDAN V, UCMAK D, et al. A case of perineal ecthyma gangrenosum. Turk Pediatri Ars, 2016, 51（1）: 46-48.

3. OZKAYA O, USCETIN I, EGEMEN O, et al. Reconstructive procedure of lower lip defect due to ecthyma gangrenosum: A rare complication of acute lymphoblastic leukemia. J Craniofac Surg, 2012, 23（3）: 182-184.

4. NESRIN C, NIHAT D, SELAMI K, et al. An extraordinary cause of the sucking difficulty: ecthyma gangrenosum. Case Reports in Medicine, 2016, 4（6）: 1-3.

5. STEINKOGLER F J, HUBER SPITZY V. Necrotizing destruction of the ocular adnexa by Pseudomonas aeruginosa. J Craniomaxillofac Surg, 1988, 16（1）: 28-30.

6. SKIPPEN B, TOMLINSON J, TUMULURI K. Periorbital nodular fasciitis in pregnancy: case report and review of the literature. Ophthalmic Plastic and Reconstructive Surgery, 2015, 91（12）: 1.

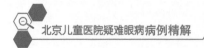

7. GHOSHEH F R，KATHURIA S S. Bilateral periorbital ecthyma gangrenosum. Ophthalmic Plastic & Reconstructive Surgery，2006，22（6）：492-493.

8. CHAN Y H，CHONG C Y，PUTHUCHEARY J，et al. Ecthyma gangrenosum：a manifestation of Pseudomonas sepsis in three paediatric patients. Singapore Medical Journal，2006，47（12）：1080.

9. FAST M，WOERNER S，BOWMAN W，et al. Ecthyma gangrenosum. Canadian Medical Association Journal，1979，120（3）：332.

10. WATSON A，SLOAN B. Ecthyma gangrenosum arising from Pseudomonas aeruginosa dacryocystitis. Clinical & Experimental Ophthalmology，2003，31（4）：366.

11. ALVAREZLERMA F，PAVESI M，CALIZAY M，et al. Risk and prognostic factors of Pseudomonas aeruginosa bacteremia in critically ill patients. Medicina Clínica，2001，117（19）：721-726.

12. YINAN L，LIXIN Z，XINHUA Q，et al. Effect of continuous blood purification and thymosin alpha1 on the cellular immunity in patients with severe sepsis：a prospective，randomized，controlled clinical trial. Zhongguo W Zhong Bing Ji Jiu Yi Xue，2009，21（3）：139-142.

13. ALIAGA L，MEDIAVILLA J D，COBO F. A clinical index predicting mortality with Pseudomonas aeruginosa bacteraemia. Journal of Medical Microbiology，2002，51（7）：615-619.

14. 曾爱红. 小儿铜绿假单胞菌败血症. 新医学. 2005，36：259-261.

15. WEST S K，JOSEPH A，FOSS A J. Pseudomonas aeruginosa eyelid necrosis associated with Felty syndrome. Ophthal Plast Reconstr Surg，2008，24（4）：313-314.

16. LATTMAN J，MASSRY G G，HORNBLASS A. Pseudomonal eyelid necrosis

clinical characteristics and review of the literature. Ophthalmic Plastic & Reconstructive Surgery，1998，14（4）：290.

17. GREENE S L，DANIEL SU W P，MULLER S A. Ecthyma gangrenosum：report of clinical，histopathologic，and bacteriologic aspects of eight cases. Journal of the American Academy of Dermatology，1984，11（5）：781-787.

病例 22
红斑狼疮性脑病所致
同侧偏盲

病历简介

【主诉】

患儿，女，10岁，主因"进行性双眼右侧偏盲1年"就诊。

【现病史】

患儿1年前无明显诱因出现双眼一过性视物模糊，伴肢体痛及抽搐。3天后出现双眼持续性视物模糊。遂至当地医院就诊，视力检查示：双眼最佳矫正视力0.9～1.0，眼底表现正常。视野检查提示：双眼右下象限偏盲。头颅MRI+增强提示：左侧脑室三角区及枕角旁多发性强化病灶，呈放射状分布，考虑为血管炎性病灶可能性大。未予特殊治疗。2～3个月后双眼视物模糊及抽搐再次发生，并进行性加重伴短暂意识不清。视野检查提示：双眼右上象限也出现偏盲。再次就诊查 MRA 未见异常，MRV 未见异常。头颅 MRI 平扫＋增强提示：右侧颞叶也出现强化病灶，左眼脑室三角区及枕叶病灶范围扩大至右侧脑室三角区。行枕叶病灶活检病理诊断：以 T 淋巴细胞增生为主。缺乏单克隆依据性，符合血管炎的表现。激素、免疫抑制剂及生物制剂治疗，病情稳定。视野仍表现为右侧半侧偏盲，伴一过性视物模糊。头颅 MRI 提示：顶枕颞叶病灶出现萎缩改变。为求进一步诊疗来我院就诊。

【既往史】

因红斑狼疮使用激素治疗 2 年，否认家族性病史。

【检查】

体格检查　双眼矫正视力 1.0。眼压：右眼 13 mmHg、左眼 16 mmHg。双眼角膜透明，前房深可，瞳孔圆、直径 2.5 mm，对光反射灵敏，晶状体透明，玻璃体腔清。眼底：双眼视盘色淡红、边界清，C/D=0.2，视网膜血管走行自然，A ∶ V=2 ∶ 3，视网膜在位，黄斑部正常。神经系统检查：四肢肌力 5 级，四肢肌张力正常，双侧腱反射正常存在。共济运动正常。双侧病理征未引出。

辅助检查

1. 双眼眼底照相：视盘色淡红、边界清、C/D=0.2，视网膜在位，血管走行自然，黄斑未见异常（图 22-1）。视物下降后 30 天双眼视盘出现一过性水肿（图 22-2）。

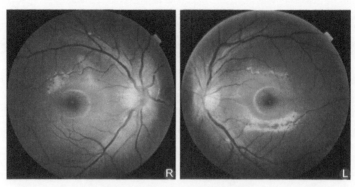

图 22-1　双眼眼底彩色照相

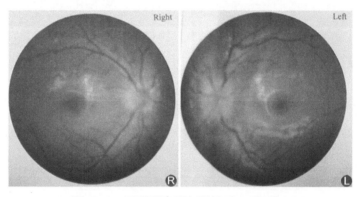

图 22-2　双眼眼底彩色照相（30 天后）

2. 视野检查提示：双眼右侧偏盲，进行性加重（图 22-3）。6 个月后双眼视野复查：双眼右侧视野缺损，右下象限视野缺损较右上象限视野缺损重（图 22-4）。

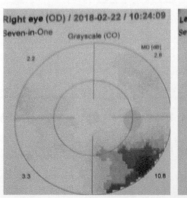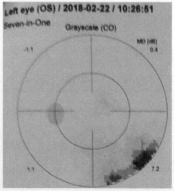

图 22-3　双眼视野检查

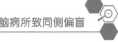

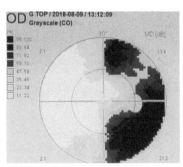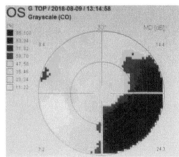

图 22-4　6 个月后双眼视野复查

3. 抗核抗体：阳性，滴度波动于 1∶40 ~ 1∶320；dsNDA：阴性；抗 SSA 及抗 SSB 均为阴性；血沉波动于 17 ~ 38 mm/h。

4. 头颅 MRI：左侧脑室三角区及枕角旁多发性强化病灶，呈放射状分布，考虑为血管炎性病灶可能性大（图 22-5）。

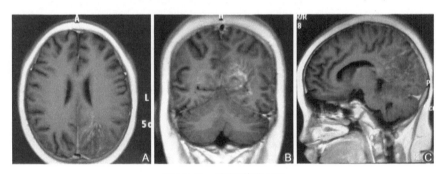

图 22-5　脑部增强 MRI

5. 3 个月后 MRI 检查：右侧颞叶也出现强化病灶，左眼脑室三角区及枕叶病灶范围扩大至右侧脑室后三角区（图 22-6）。

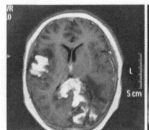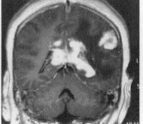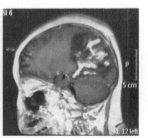

图 22-6　3 个月后脑增强 MRI 检查

【诊断】

1. 双眼同侧偏盲。

2. 红斑狼疮性脑病。

【鉴别诊断】

1. 感染性脑病：感染性脑病主要包括化脓性脑膜脑炎、病毒性脑炎及结核性脑炎等，这些疾病也多见于年龄较小的儿童，多伴有发热及相应的感染性化验指标阳性。该患儿无发热、外周血白细胞正常、无结核性病史，结合脑病影像学特点，故不考虑该诊断。

2. 淋巴瘤：本例患儿外周血三系细胞检查指标正常，脑病理检查以 T 淋巴细胞增生为主，未见单克隆细胞增生依据。从病程上看治疗原发红斑狼疮病，脑病病变可控制，可以排除淋巴瘤。

3. 后部可逆性脑病综合征（posterior reversible encephalopathy sydrome，PRES）：PRES 亦可有头痛、抽搐伴意识障碍及脑病病灶，一过性血压增高的变化，以及患有红斑狼疮免疫性疾病激素、免疫抑制剂大量使用的病史等情况。可疑此病，但是后部可逆性脑病综合征脑部的病变是可逆性，一般不产生永久损伤，不符合该病特点。从患儿同侧偏盲，时轻时重以及相对视野缺损暗点存在的情况上看，也应该伴有此病参与，但是以红斑狼疮性脑病造成的损伤为主。

5. 其他应鉴别的疾病包括：脑膜瘤、颅内血管瘤等。

【治疗方案】

1. 眼科治疗：以营养视神经、扩血管改善微循环为主。

2. 风湿免疫科治疗：控制红斑狼疮原发病，以及对症处理为主。

病例分析

对偏盲的患儿进行问诊时，详细询问是右侧还是左侧视野偏盲、还是双眼颞侧偏盲，以便定位病灶累及视神经及视路的部位。同时应重点询问伴随症状，是否伴有发热、头痛、恶心呕吐以及抽搐、运动感觉障碍等中枢神经症状。对于病程长的患儿还要关注疾病发展的过程，是进行性加重还是自行缓解或稳定不变。对于偏盲的患儿，其病灶一般位于颅内视交叉或以上的视路。累及视交叉的病变常见的有颅咽管瘤、垂体瘤及脑膜瘤等占位性病变；累及视路的病变常见的有脑血管性病变、炎性病变及占位性病变。所以对于偏盲的患儿进行头颅的影像学检查是必不可少的，这些患儿往往因为眼部视力问题而首先就诊于眼科，所以须引起眼科医师足够重视。病史询问思路具体见表 22-1。

表 22-1 病史询问思路

1. 偏盲的特点：是双眼同侧偏盲（累及视交叉以上视路），还是颞侧偏盲（累及视交叉）？如果是同侧偏盲，右侧还是左侧？累及的半侧为象限性？

2. 视力：中心视力是否累及，也就是最佳矫正视力是否正常？

3. 偏盲的发生形式：突然发生（脑血管性疾病如脑出血或梗死）？缓慢加重（颅内肿瘤）？一过性的（脑血管痉挛或后部可逆性脑病变综合征等）？

4. 伴随症状：发热（颅内感染）？恶心、喷射性呕吐（颅内高压）？颈部僵硬？（脑膜病变）肢体无力麻木（颅内出血）？肢体抽搐？

5. 诊疗经过：是否曾于外院就诊？所做检查？检查结果？是否曾应用药物或手术治疗？治疗效果如何？

6. 一般情况：精神、食欲、睡眠、二便情况？

7. 既往史及家族史：有无高血压？动脉瘤？颅内肿瘤？家族性动脉瘤史？免疫性疾病病史？

173

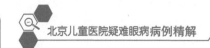
　　视野偏盲多是由于累及视神经颅内段、视交叉及以上的视路病变所致。视野偏盲主要分为双眼颞侧偏盲和同侧偏盲，颞侧偏盲多是累及视交叉病变所致，常见病因有垂体瘤、颅咽管瘤以及脑膜瘤等。同侧偏盲多是由于累及视交叉以上的视路病变所致，最常见的病因是脑卒中，其次为外伤及肿瘤。反之在颅脑病变的患儿中，有 20% ~ 40% 表现为视野偏盲。这些患儿早期往往仅表现视野缺损，到病变严重时才表现为中枢神经系统症状。因此对这些疾病的早期诊断及时治疗，给眼科医师提出很大的挑战。造成儿童偏盲的颅脑疾病与成人有所不同，常见的有发生在视交叉的颅咽管瘤、脑膜瘤、血管瘤及毛细胞型星性细胞瘤等。发生在视交叉以上视路上的疾病常见的有急性播散性脑脊髓炎、血管畸形或凝血异常造成脑卒中以及全身免疫性疾病并发的炎性脑病或 PRES 等。对于偏盲的患儿应尽快进行视野检查，明确视野缺损的特点，推测病灶所在部位。详细询问伴随症状及其他病史，判断是否有神经系统病变以及病变的性质。如突然出现的同侧偏盲多见于脑血管性疾病，进行加重的偏盲则考虑为肿瘤压迫所致，伴有发热或风湿免疫性病变考虑为感染或炎性的脑病所致；应尽快行颅脑影像学检查，明确病灶的部位及性质，并联合神经科医师共同治疗。

　　在治疗上应根据颅内病变性质联合相应专业医师，积极治疗原发病，解除对视神经及视路的进一步损伤。眼科积极进行营养视神经治疗，对于儿童视神经在发育阶段，可以开展视功能的康复训练（图 22-7）。

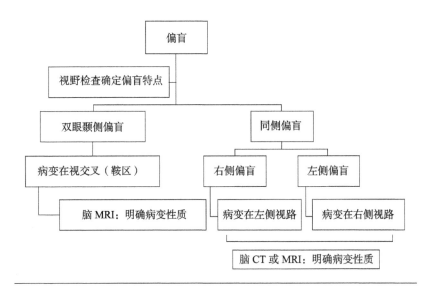

图 22-7　同侧偏盲诊断及处理流程

病例点评

　　偏盲是眼科门诊常见的一类疾病，但是造成偏盲的病因往往属于神经科疾病。偏盲的类型及特点可以给定位、定性颅内疾病提供重要的线索。如双眼颞侧偏盲或一眼全盲对侧眼颞侧偏盲，提示病变位于视交叉及以下视神经或以上的视路。双眼同侧偏盲提示病变位于视交叉以上的视路，右侧偏盲病灶位于左侧视路，左侧偏盲病变位于右侧视路。不完全的同侧偏盲或象限性同侧偏盲，往往提示病变位于外侧膝状体。上方视野损伤重的同侧偏盲，提示病灶位于颞叶；下方视野损伤重的同侧偏盲，提示病灶多位于顶叶。仅有同侧偏盲或其他视觉障碍的，病灶可能位于枕叶视中枢。枕叶黄斑投射区的血供有大脑中动脉和后动脉终末支，所以枕叶损伤造成的同侧偏盲多伴有黄斑回避。

另外，同侧偏盲发病特点可以对推测颅内疾病性质提供帮助。突然出现的偏盲多提示颅内急性病变如脑卒中或脑出血，一过性或可逆性偏盲提示动脉痉挛或 PRES，逐渐加重的同侧偏盲提示可能是颅内占位。最后病史的询问非常重要，特别是是否伴神经系统症状。患儿视力出现问题往往只关注眼部的问题，觉得没必要把头痛、呕吐等病情告诉眼科医师而造成延误诊断的时常发生。

本例患儿由于有红斑狼疮的全身病史，首先考虑继发于红斑狼疮的脑病或 PRES。前者是由于红斑狼疮病变累及脑部，多由于抗神经抗体透过血脑屏障造成脑组织炎性损伤，以发生海马回病灶常见伴随神经精神症状。后者是以头痛、意识障碍、惊厥发作和视觉障碍为临床特征，伴有影像学可逆性的血管源性水肿的临床 - 影像综合征，多是由于免疫性疾病并发肾病及高血压引起。发病机理推测是由于血管快速升高超过脑血流调节能力，造成脑血管扩张；激素、免疫抑制剂的损伤以及自身免疫疾病免疫复合物沉积造成血管内皮损伤，最终导致血管水肿。本病例脑部组织病理结果提示：沿血管分布的炎性病变，可以排除淋巴瘤等其他病变，确定为免疫炎性损伤性疾病。患儿有大量激素冲击及长期免疫抑制剂治疗病史，血压也有一过性升高，有发生 PRES 的发病条件。但是病变造成不可逆性损伤不符合 PRES 特点，故仍然考虑为红斑狼疮脑病。患儿同侧偏盲为进行性，发病缓解时部分缺损的视野可恢复，符合 PRES 可逆性损伤的特点，所以考虑 PRES 也参与脑部损伤，也应该列为诊断之一。

在治疗上以控制红斑狼疮病为主，同时控制血压。在基础病控制稳定的前提下，减少激素及免疫抑制剂大量使用，以减少血管内皮损伤。

参考文献

1. SHEREMET N L, KHANAKOVA N A. Etiology and diagnostics of compressive optic neuropathies. Vestnik oftalmologii, 2018, 134（6）：72.

2. DENISE G. Homonymous hemianopia：challenges and solutions. Clinical Ophthalmology, 2014：1919-1927.

3. LEYS D, RINGELSTEIN E B, KASTE M, et al. Facilities available in european hospitals treating stroke patients. Stroke, 2007, 38（11）：2985-2991.

4. HINCHEY J, CHAVES C, APPIGNANI B, et al. A reversible posterior leukoencephalopathy syndrome. N Engl J Med, 1996, 334（8）：494-500.

5. FUGATE J E, CLAASSEN D O, CLOFT H J, et al. Posterior reversible encephalopathy syndrome：associated clinical and radiologic findings. Mayo Clinic Proceedings Mayo Clinic, 2010, 85（5）：427-432.

6. LEE V H, WIJDICKS E F, MANNO E M, et al. Clinical spectrum of reversible posterior leukoencephalopathy syndrome. Arch Neurol, 2008, 65（2）：205-210.

7. JUNG S, MOON S J, KWOK S K, et al. Posterior reversible encephalopathy syndrome in korean patients with systemic lupus erythematosus：risk factors and clinical outcome. Lupus, 2013, 22（9）：885-891.

8. FUJIEDA Y, KATAOKA H, ODANI T, et al. Clinical features of reversible posterior leukoencephalopathy syndrome in patients with systemic lupus erythematosus. Japanese Journal of Rheumatology, 2011, 21（3）：276-281.

9. SCHAEFER P W, BUONANNO F S, GONZALEZ R G, et al. Diffusion-weighted imaging discriminates between cytotoxic and vasogenic edema in a patient with

笔记

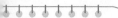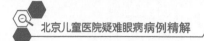

eclampsia. Stroke;a journal of cerebral circulation，1997，28（5）：1082-1085.

10. ABBOTT N J，MENDON A L L F，DOLMAN D E M. The blood-brain barrier in systemic lupus erythematosus. Lupus，2003，12（12）：908-915.

病例 23
蛛网膜下腔出血并发 Terson
综合征

病历简介

【主诉】

患儿，女，4月龄，主因"跌落后蛛网膜下腔出血，眼科会诊发现双眼玻璃体腔出血"就诊。

【现病史】

患儿于 44 小时前跌落后致头外伤，并出现抽搐，表现为双眼上翻，四肢僵直，共发作 3 次。无发热，无恶心、呕吐。就诊后行脑 CT 检查提示：硬脑膜下出血。患儿病情继续加重，腰穿脑脊液呈血性，行颅内出血引流术。术后患儿病情好转。

笔记

【既往史】

否认手术史、外伤史、输血史；否认过敏史；否认家族性疾病史。

【检查】

体格检查 双眼睑略水肿、无下垂，双眼睑裂等大，眼球无突出，双眼角膜透明，前房深可，房水清，双眼瞳孔圆，直径约3 mm，瞳孔光反射迟钝，晶状体透明（图23-1）。眼底检查：双眼玻璃体腔积血，左眼视杯内充满血，似是自视盘进入玻璃体，双眼视盘边界模糊，视网膜血管迂曲，散在大量点、片状视网膜出血及少量软性渗出，双眼黄斑前玻璃体团状出血（图23-2）。眼压（指测）：双眼Tn。精神反应弱，全身肌张力低，左侧踝阵挛阳性，右侧踝阵挛未引出，余其他各项检查正常。

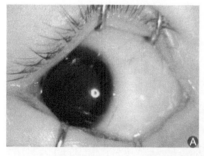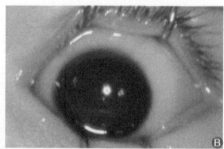

图23-1 双眼眼前节照相

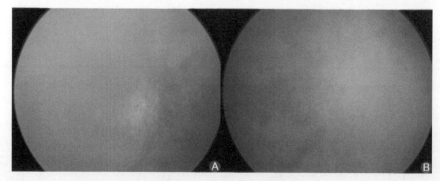

图23-2 双眼眼底照相

辅助检查

1.脑脊液：呈血性混浊，潘氏球蛋白定性试验阳性，脑脊液蛋白 7340 mg/L。

2.头颅 CT 平扫 + 重建：双侧大脑灰白质分界模糊，双侧额顶颞叶脑外间隙增宽，考虑硬脑膜下积液，颅骨未见骨折。

3.头颅 MRI 平扫：双额叶蛛网膜下腔隙明显增宽，呈短 T1 信号，提示可能为出血（图 23-3）。

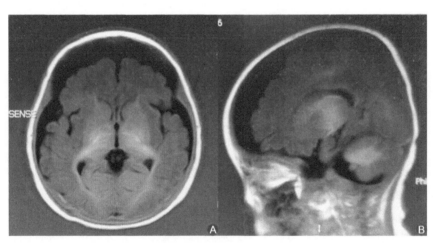

图 23-3　脑 MRI 平扫

【诊断】

1.Terson 综合征。

诊断思路：患儿有明确的外伤史，以抽搐、精神状态差为主要表现。且头颅 CT 示：双额叶蛛网膜膜下腔隙增宽；腰穿脑脊液呈血性；眼部检查：玻璃体腔出血，左眼视杯内充满血。故诊断为蛛网膜下腔出血并发玻璃体积血，即 Terson 综合征。

2.Purtscher 视网膜病变。

诊断思路：患儿眼底检查可见后极视网膜水肿、软性渗出及血管迂曲扩张。故诊断 Purtscher's 病，提示视力预后差。

【鉴别诊断】

1. 早产儿视网膜病变（retinopathy of prematurity，ROP）：ROP 进展到 4 ~ 5 期会并发玻璃积血。ROP 患儿有早产、低体重及吸氧史。玻璃体出血量较小，透过混血的玻璃体可见脱离视网膜、扩张的血管、新生血管。该患儿无早产及吸氧病史，眼底检查视网膜血管发育已成熟，可以排除 ROP。

2. 家族渗出性玻璃体视网膜病变（familial exudative vitreoretinopaty，FEVR）：多双眼发病，常有家族史。透过玻璃体出血常可以见到颞侧视网膜血管走行平直，分支较多，血管末梢见新生血管、出血。该患儿无此表现，故不考虑本诊断。

3. 视网膜动脉瘤：视网膜动脉瘤破裂可以引起玻璃体出血。但是视网膜动脉瘤发病年龄较大，常单眼发病。眼底检查可见扩张的瘤体，但有时会被出血掩盖。患儿仅 4 月龄，为闭合性颅脑外伤后双眼玻璃体积血，眼底检查未见明显动脉瘤体，暂不考虑此病。

4. 其他应鉴别的疾病包括：视网膜母细胞瘤、Coat's 病、视网膜静脉周围炎、色素失禁症并发视网膜病变、血小板减少等出血性疾病所致玻璃体积血。

【治疗原则】

Terson 综合征多伴严重的颅脑闭合性外伤，抢救患儿生命、稳定全身情况为首要处理的原则。全身情况稳定后详细眼部检查，根据出血量以及是否继发视网膜脱离决定治疗方案（图 23-4）。

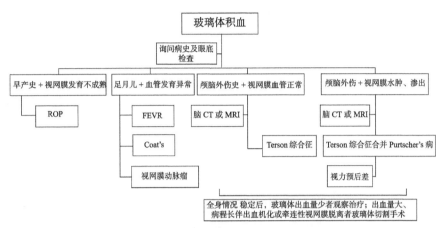

图 23-4　Terson 综合征的诊断及处理流程

【治疗方案】

首先治疗颅脑外伤，待全身情况稳定后详细检查眼底及眼部超声，并估计玻璃出血量及是否伴有视网膜脱离。玻璃体出血量小，预计可自行吸收者，给予观察治疗；定期查眼底及眼部超声，观察出血吸收的情况。出血量大、3 个月后还不能吸收，或出血积化增殖、发生牵拉性视网膜脱离者，可行玻璃体切割手术。对于并发 Purtscher's 病者，告知患儿及家属预后视力差的情况。

本例患儿经过 1.5 周的观察，玻璃体出血及视网膜水肿、出血逐渐吸收，视功能能略有好转。

病例分析

对于婴幼儿双眼玻璃体出血，且有明确的颅脑外伤史者首先考虑 Terson 综合征的可能性最大。但在眼底检查时要注意视网膜是否有水肿、血管扩张及视网膜出血，判断是否伴有因外伤颅内或眼压急剧增高造成 Purtscher's 病。Purtscher's 病累及黄斑时预后视力非常差。如果颅脑 CT 检查提示蛛网膜下腔出血位于前颅凹，脑脊液呈血性，提示 Terson 综合征的可能极大。如能排除其他造成玻璃体腔出血的疾病，可以确诊。病史询问思路具体见表 23-1。

表 23-1 病史询问思路

1. 诱因：是否有头部外伤史？是否伴有胸腹部外伤史（Purtscher's 病）？患儿是否有早产、吸氧史？是否有家族性眼病史？
2. 视力受损情况：可否追光、追物？
3. 诊疗经过：是否曾于外院就诊？所做检查？检查结果？是否曾应用药物或手术治疗？治疗效果如何？
4. 一般情况：精神、食欲、睡眠、二便情况？
5. 既往史及家族史：有无血液病史？出生后有无全身皮疹史？家族性渗出性玻璃体视网膜病变史？

Terson 综合征，于 1900 年由法国眼科医师 Terson 首先报道 1 例因颅内动脉瘤破裂引起颅内压力急剧增高，造成的玻璃体积血的病例而命名的。对于有颅脑外伤史或颅内出血病史的患儿，出现玻璃体积血应该考虑 Terson 综合征的可能性。对于 1 个 4 月龄的婴幼儿，颅脑闭合伤后蛛网膜下腔出血后发现双眼玻璃体出血。除了考虑为 Terson 综合征外，还应该考虑其他疾病引起玻璃体出血的疾病，如 ROP。ROP 发展到 4 ～ 5

笔记

期病情严重的阶段也会出现玻璃体积血。但是这些患儿往往都有早产、吸氧病史，眼底检查可见视网膜血管发育不成熟、视网膜新生血管、增殖膜及牵拉性视网膜脱离的情况。FEVR 严重者也可出现玻璃体积血，也伴有视网膜血管发育异常及视网膜新生血管等情况可以鉴别诊断。Coat's 病并发玻璃体积血者，多单眼发病，好发于男性儿童，视网膜检查可见伴有结晶样硬性渗出、视网膜动脉囊样扩张及渗出性视网膜脱离等特征。视网膜动脉瘤并发玻璃体积血，多单眼发病，视网膜检查可见动脉扩张的瘤体，出血严重者会遮盖病灶，往往难以鉴别诊断。

本例患儿，有明确闭合性颅脑外伤史，脑 CT 及 MRI 检查见出血位于双侧额叶的蛛网膜下腔，腰穿脑脊液呈血性。患儿无早产史、无家族性眼病病史，受伤前视力未见异常、无眼部疾病史，可排除其他引起玻璃体积血的疾病，确诊为 Terson 综合征。单纯 Terson 综合征患儿，玻璃体出血自行吸收或玻璃体切割术后视力恢复好。但是该患儿眼底检查时发现视盘及后极部视网膜水肿，视网膜出血、软性渗出及血管扩张等 Purtscher's 病的表现，故诊断双眼 Purtscher's 病，提示视力预后差。

病例点评

Terson 综合征是由于颅脑外伤或其他疾病引起颅内出血，颅内压力急剧升高造成眼内玻璃体出血。目前对于具体玻璃体积血的发病机理还不完全清楚，玻璃体腔出血来源有两种可能：①玻璃体腔通过视神经鞘膜下间隙与颅内蛛网膜下腔

笔记

相通，颅内蛛网膜下腔出血，伴随急剧颅内压升高，血通过视神经鞘膜下间隙流入玻璃体腔；②颅内压力急剧升高，视网膜静脉回流受阻破裂造成玻璃体腔出血。就本例患儿，颅内蛛网膜下腔出血位于额叶，下方紧邻视神经，出血量大。从眼底照片看左眼视盘内见血流出的痕迹，推测可能是颅内蛛网膜下腔出血流到玻璃体腔所致。Terson 综合征，视网膜组织结构损伤轻，玻璃体积血吸收或手术清除后视力恢复好。

另外，Purtscher 视网膜病变，是外伤造成视网膜动脉损伤。多是由于腿部、胸部或头部存在创伤性挤压，但眼部无直接损伤的患儿突然出现视力下降，伴视网膜浅表性出血或视神经周围棉绒斑。急性期可给予激素、营养视神经以及改善微循环药物治疗。但是研究表明：Purtscher's 病，无论是否给予激素及营养视神经联合改善微循环治疗，最终预后视力无差别。

参考文献

1. ROSENVALD O R, PRASAD S. Computed tomography diagnosis of terson syndrome. Neurohospitalist, 2017, 7（2）：100.

2. MEDELE R J, STUMMER W, MUELLER A J, et al. Terson's syndrome in subarachnoid hemorrhage and severe brain injury accompanied by acutely raised intracranial pressure. Journal of Neurosurgery, 1998, 88（4）：851-854.

3. RONCONE D P. Purtscher's retinopathy. Optometry, 2002, 73（3）：166.

笔记

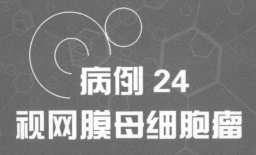

病例 24
视网膜母细胞瘤

📋 病历简介

【主诉】

患儿，男，1岁7个月，主因"发现患儿左眼出现黄白色反光1周"就诊。

【现病史】

患儿家长于1周前突然发现患儿左眼出现黄白色反光。无发热、眼痛、畏光等眼部及全身不适。于外院就诊，诊断为"左眼 Coats 病"。拟行巩膜外放液联合巩膜外冷冻术。为求进一步明确诊断，来我院门诊就诊。

【既往史】

无全身其他系统疾病。否认过敏史。否认相关疾病、眼病及肿瘤家族史。

【检查】

体格检查 双眼下睑无内翻倒睫，双眼结膜无充血水肿，双眼角膜清亮，双眼前房中深，右眼瞳孔直径 3 mm，直接对光反射（＋）。左眼瞳孔直径 5 mm，直接对光反射稍迟钝。双眼晶状体透明。

辅助检查

1. 行全麻下眼底检查：右眼眼底大致正常。左眼视网膜全脱离，视盘和黄斑未见，网膜下隐见黄白色实性占位性病灶（图 24-1，图 24-2）。

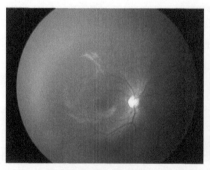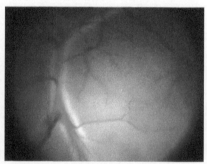

图 24-1 右眼大致正常眼底　　图 24-2 左眼眼底（治疗前）

2. 头颅和眼眶 MRI：头颅 MRI 检查未见颅内占位性病变。眼眶 MRI 检查发现左眼球内占位性病变，视神经未见明显增粗（图 24-3）。

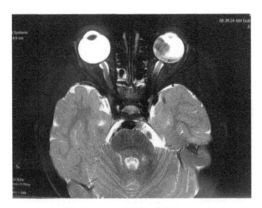

图 24-3 头颅和眼眶 MRI

【诊断】

左眼视网膜母细胞瘤（retinoblastoma，Rb）。

【鉴别诊断】

1.Coats 病：此病多见于青年男性，单眼发病。眼底可见大量黄白色渗出，可伴有渗出性视网膜脱离。可见异常血管呈腊肠样改变。故不考虑该诊断。

2. 早产儿视网膜病变：该病患儿存在早产史，但眼底可见无血管区，纤维血管增殖及牵拉性视网膜脱离。故不考虑该诊断。

3. 家族性渗出性玻璃体视网膜病变：该病有阳性家族史，且双眼发病。可见视网膜增殖纤维条索及牵拉性视网膜脱离。故不考虑该诊断。

【治疗方案】

1. 眼球摘除术　眼球摘除目前还是治疗晚期 Rb 的主要手段，对于眼内期肿瘤患儿有高达 95% 以上的治愈率，避免了反复多次的全麻下检查，快捷又经济。

2. 保眼治疗

（1）局部治疗：包括激光和冷冻。对分裂期和非分裂期的肿瘤细胞均有破坏作用，一般激光多用于后部肿瘤，冷冻用于周边部肿瘤。为减少并发症的出现，最好分次治疗，时间上每次应间隔 3 ~ 4 周，治疗强度不能过大。

（2）全身化学治疗：目前国际上全身化疗方案所普遍使用的药物为长春新碱、依托泊苷或替尼泊苷、卡铂、环磷酰胺，通过静脉给药。全身化疗要由儿科协助制定并实施。每次化疗间隔 3 ~ 4 周。

（3）经眼动脉介入化疗：该治疗是在全身麻醉下行股动脉穿刺，利用数字减影血管造影机，用导丝引导微导管至颈内动脉的眼动脉开口位置进行超选择性插管，然后通过导管把化疗药物注入眼动脉，在眼部形成高浓度的药物聚集以更好地杀灭肿瘤细胞。一般间隔 3 ~ 4 周进行 1 次，每次治疗前行眼底检查，以评估治疗效果，对于新发或复发病例一般行 2 ~ 4 次介入化疗。

（4）玻璃体腔注射化疗：玻璃体腔注射可以把药物直接导入眼内，在眼内迅速形成有效药物浓度，主要是用于出现较明显的玻璃体肿瘤种植的病例，可以明显降低此类肿瘤的眼球摘除率。

3. 放射治疗　放射治疗目前主要作为 Rb 的二线治疗或辅助治疗来使用，用于治疗眼内孤立的、经化学减容后体积仍较大且未能被完全控制的残余原发肿瘤。或者应用于经全身化疗或眼动脉灌注化疗联合激光、冷冻、玻璃体内注药化疗治疗后失败的病例。

笔记

本例患儿先接受了 4 个疗程的全身化学治疗联合局部治疗，然后是 2 个疗程的经动脉介入化疗。治疗后肿瘤全部钙化，不但保住了患眼，还保留了一定的视力（图 24-4）。

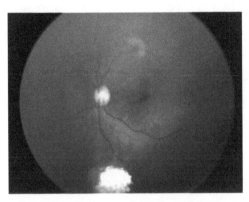

图 24-4　治疗后肿瘤大部钙化

病例分析

对存在白瞳症的患儿进行问诊时，应重点关注孩子的年龄，性别，眼病等基本信息。同时，需要关注孩子的家族史和早产史等。最常见的病因有先天性白内障、Coats 病、家族性渗出性玻璃体视网膜病变及 Rb 等。其中，Rb 是儿童最常见的眼内恶性肿瘤。如不及时治疗，病死率为 100%。因此，须引起足够的重视。眼底检查结合影像学结果可以明确诊断。病史询问思路具体见表 24-1。

表 24-1　病史询问思路

1. 诱因：外伤？早产？无明显诱因？
2. 眼红部位：睫状充血？混合充血？结膜充血？
3. 角膜变化：混浊？水肿？变性？

（续表）

4. 前房变化：有无悬浮物？深浅变化？	
5. 瞳孔大小变化：变化时间？发生的变化？	
6. 晶状体：混浊？透明？	
7. 玻璃体和眼底：有无占位病灶？视网膜脱离？玻璃体增殖？出血？渗出？	
8. 诊疗经过：是否曾于外院就诊？所做检查？检查结果？是否曾应用药物及手术治疗？治疗效果如何？	
9. 一般情况：精神、食欲、睡眠、二便情况？	
10. 既往史及家族史：家族性渗出性玻璃体视网膜病变？遗传性视网膜母细胞瘤？	

Rb 是婴幼儿最常见的眼内恶性肿瘤，占儿童恶性肿瘤的 2% ～ 4%，其患病率为 1/20 000 ～ 1/15 000。其中约 95% 的病例发生在 5 岁以前，单侧性 Rb（约占 75%）的发病年龄在 2 ～ 3 岁，双侧性 Rb 发病更早。三侧性 Rb 是指在双眼发病的基础上，蝶鞍或者松果体出现原发肿瘤，属于双眼发病的一种特殊类型。全球范围内每年大约新发病例 9000 例，我国每年新增患儿约 1100 例。Rb 的发病没有种族和性别倾向。低收入国家的 Rb 患儿生存率 <30%，高收入国家 RB 患儿生存率 >95%。

Rb 分为遗传型和非遗传型，遗传型比例占 35% ～ 45%，为常染色体显性遗传，非遗传型占 55% ～ 65%。Rb 发生与肿瘤抑制基因 *Rb1* 基因突变关系密切。目前比较公认的认识是 *Rb1* 的等位基因突变或缺失是 Rb 的发病基础。

患儿多因眼外观异常来就诊。瞳孔区发白（白瞳症）和斜视是最主要的就诊原因，部分患儿会出现眼红和眼部不适（揉眼）。年龄较大的患儿会出现视力下降、眼前黑影等症状。三侧性 Rb 可出现头痛、呕吐、发烧、癫痫等。

笔记

病例点评

随着 Rb 治疗技术的飞速发展，使得有更多的患儿有机会在生命面临极小风险的前提下得以保存眼球和视功能。目前有冷冻、激光光凝、全身化学药物治疗（全身化疗）、眼球摘除手术以及通过眼内、球周和眼动脉介入途径的局部化疗等多种治疗方式可供选择。在明确 Rb 的诊断后，为帮助形成比较系统的、清晰的治疗思路，建议按如下要点依次考虑：评估首先 Rb 是不是眼内期；眼内期肿瘤是选择保眼治疗还是眼球摘除；保眼治疗在何种情况下采取联合治疗；如何安排 Rb 患儿的随诊及后续治疗。

在实际临床工作中，制定 Rb 治疗方案时要面临的问题可能更为复杂，应全面综合地评估患儿病情、社会经济状况、就诊条件等具体情况，必须明确任何治疗均应遵循保生命为前提的保眼、挽救视功能这一 Rb 的治疗原则。

参考文献

1. KNUDSON A G，KNUDSON A G J. Mutation and cancer：Statistical study of retinoblastoma. Proceedings of the National Academy of Sciences，1971，68（4）：820-823.

2. THÉRIAULT，BRIGITTE L，DIMARAS H，et al. The genomic landscape of retinoblastoma：a review. Clinical & Experimental Ophthalmology，2014，42（1）：33-52.

3. SEREGARD S，LUNDELL G，SVEDBERG H，et al. Incidence of retinoblastoma from 1958 to 1998 in Northern Europe：advantages of birth cohort analysis.

笔记

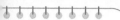

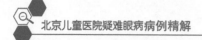

Ophthalmology，2004，111（6）：1228-1232.

4. DE JONG M C，KORS W A，DE GRAAF P，et al. Trilateral retinoblastoma：a systematic review and meta-analysis. Lancet Oncology，2014，15（10）：1157-1167.

笔记